Círculo Rojo

CUENTOS PARA AMARNOS MÁS

CUENTOS PARA AMARNOS MÁS

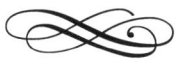

Dani Cerrato Murillo

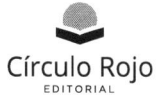

Círculo Rojo
EDITORIAL

Título: Cuentos para amarnos más
© Todos los derechos reservados - Obra registrada en www.safecreative.org
Primera edición: Madrid, 6 de diciembre de 2023

Depósito legal: AL 3740-2023
ISBN: 978-84-1061-069-9

Impresión y producción: Editorial Círculo Rojo

© Del texto: Dani Cerrato Murillo
Contacto y contrataciones: seda.desarrollo@gmail.com
© Maquetación y diseño: Equipo de Editorial Círculo Rojo
© @ Ilustración portada y contra: Pinceladas conscientes y Ute Wehner @proyecto.
semilla.esp
    Ve más aquí de Pinceladas Conscientes:

    Ve más aquí de Ute Wehner:

Editorial Círculo Rojo
www.editorialcirculorojo.com
info@editorialcirculorojo.com
Impreso en España - Printed in Spain

Comprando este libro estás ayudando a una causa solidaria, ya que el 10% de los beneficios irán destinados a colaborar con ONGs como Banco de Alimentos de Madrid, Voluntarios por Ucrania y Asociación Contra el Cáncer.

Este libro ha sido escrito en lenguaje inclusivo.

PREFACIO A MODO DE INTRO

Es curioso, porque nunca me contaron cuentos de pequeño. Sin embargo, a medida que fui creciendo, Tony de Mello, Bucay, o Gloria Fuertes fueron enriqueciendo y poblando abundantemente mis días con sus historias, cada cual a su modo. Sus palabras me han acompañado —y lo siguen haciendo— de miles de maneras: personalmente; en los cursos, formaciones y retiros que ofrezco; en charlas con seres queridos/as... Son un regalo infinito de la vida, que, en algún punto, también me motivaron a escribir. Además, tuve el lujo de compartir vida junto a **Miguel Márquez**, gran escritor de historias maravillosas, y una de las mejores personas que conozco. De alguna manera, también está en este libro...

Creo que tenía diecisiete años cuando escribí el primer cuento. Desde entonces, he escrito mucho, especialmente poesía, pero también relatos cortos. No me había decidido a compartirlos hasta ahora, con cuarenta y dos. Están hechos a fuego lento, unos más breves, otros menos. De seguro van a hablarte de ti y, también, de la vida de otras personas.

Parece que vivimos tiempos de crispación, como si esa fuera la única opción posible. Movido por el espíritu de compasión y no-violencia, he decidido, tras varios libros de poesía, traerte estos relatos. Para que te ames más. Para que nos amemos más. Porque no nos sobra a nadie esto del amor —propio y compartido—. Quizá, en algún caso, te puedan servir de apoyo a tu trabajo personal y/o terapéutico para transformar y respirar esos dolores invisibles que cada cual llevamos, y, quién sabe, puedas soltar tristezas o enfados viejos para dar paso a la reconciliación contigo y con otras personas. Si eres un/a profesional de la salud o acompañas a otras personas en lo socioeducativo, o en intervención física, emocional, espiritual o en cualquier otro plano, igual este material te apoye para brindar más ejemplos —muchos de ellos basados en hechos reales— para servir mejor a esas almas que acompañas…

He sido muy feliz escribiéndolo. La gran mayoría de estas narraciones me las han contado o las he vivido en primera persona, y por eso es un libro muy especial. Está cargado de cariño y de verdad profunda —como todo lo importante de la vida—, desde la portada maravillosa de Lucía (Pinceladas Conscientes) y Ute (Proyecto Semilla), pasando por el trabajo editorial de todo el equipo, hasta la última letra que te entrego. Hay mucha vida y muchas vidas aquí dentro. Deseo de corazón que lo disfrutes enormemente y pueda traer bendiciones y momentos agradables a la tuya.

Quiero terminar dándoos las ¡**GRACIAS**! a todas las personas que estáis en mi vida, especialmente a ti, **Ute**, que, a través de los registros akáshicos, me regalas una información brutal y maravillosa para toda mi vida y me has ayudado a ponerme en marcha para hacer esta publicación y volver a la escritura que tanto amo. Has maquetado la portada y ha quedado —como siempre— increíble, ¡Gracias!

Gracias, **Sandri**, por inspirar con tu amor, hermana, muchas de estas historias. Gracias, **David, Marcela, Río**, por ser parte mágica de mi historia. Gracias, **Sara**, por co-crear a "Bamba". Gracias, **Eli, Lu, Óscar, José, Nandy, Rubén, Olga,** por recibir estos relatos con tanto cariño y ser parte de ellos. Gracias, **Lucía**, por esa ilustración de la portada tan preciosa y el amor que nos regalas con tu arte siendo "Pincelada Consciente", por creer siempre en mí, aunque te "líe" más los días con mis "ocurrencias"… ;).

Gracias, **Rita Barber**, por tu arte increíble en la canción, eres magia hecha voz.

Gracias, **Eva, Alexa y Jorge**, luces hermosas de mi vida… Gracias, **Ale**, por recordarme los días de lluvia como buena gallega, jejeje… Gracias a quienes **ya no estáis** porque así lo elegís, os pido perdón si, sin querer, os hice daño. Gracias a todas las personas con las que trabajo y tengo el lujo de compartir aprendizajes, risas y todo lo que va surgiendo: **Santi, Eva, Isabel, María José, Julio, Manoli, Rosa, Mariluz, José Francisco, Lourdes, Paula, María José, Noelia, Ana, Judith y ¡todos/as!**

Gracias, **mamá**, por darme la vida. Gracias, **Juan**, por "no de jarme nunca en la calle". Gracias, **María Elena**, madre, **Chiquis, Ricardo**, por vuestro amor infinito. Gracias, **familia**, especialmente a ti, **Nena**, por compartir esa historia que será nuestra de generación en generación, y gracias al resto de mis **hermanos** y **familia de sangre**. Y, por supuesto, gracias a mi otra familia, **amigos/as querid@s**, sois inmensos/as, os debo la vida, y sería eterno daros tantas gracias. **Os amo.**

Gracias a la **Sangha** de meditación, hermanas bellas, que sostenéis mi práctica con vuestro amor, especialmente a ti, **Nieves**, y a vosotras, **Pilar y Aniuzka**. Gracias, **Yolanda, Natalia** y a toda la asociación **Voluntarios por Ucrania**, que os dejáis el alma por echar un cable. Gracias, amadas **Rocío, María y Araceli**, de Fundación 38 Grados, por ser amor. Sois un ejemplo. Gracias también a **Mundomayor** y a la **empresa** donde pude trabajar con tantos mayores preciosos, a quienes podréis conocer en el corto del libro, así como al **equipo audiovisual**.

Gracias a **todo el equipo de Editorial Círculo Rojo**, que, desde el minuto cero, habéis visto la alegría que pueden ser estas palabras en el corazón del gran público, gracias por creer en mi escritura y valorarla como lo hacéis. Gracias **a quienes no nombro** por no ser prolijo, pero estáis, ¡Os adoro!

Por último, un abrazo cariñoso para ti también, **querido/a lector/a**. Gracias por adquirir este libro. Ojalá pueda regar tus semillas de amor, compasión y alegría. Con todo mi ser,

Dani.

CONOCERSE ES DIFÍCIL

Estaba casi anocheciendo. La discípula, tras terminar el último rezo antes de retirarse, se dirigió a la Maestra y le dijo:

—Maestra, conocerse a una misma es muy difícil…

La Maestra hizo un momento de silencio. Miró a la muchacha sonriendo y le respondió:

—Si una persona pierde las llaves de su casa, ¿Acaso no las buscará por todo su hogar y el barrio hasta que las encuentre, cueste lo que cueste?, ¿No removerá cielo y tierra?

—Claro —le contestó la discípula—, pero, en esa situación, la persona está buscando algo material. Sin embargo, cuando se trata de lo interior, la cosa se complica. Hay que lidiar con los propios demonios para hallarse, superar límites, barros personales, y eso no es tan sencillo…

Con calma, la Maestra volvió a preguntar:

—Estar perdida, dime, mi querida discípula, ¿Es fácil?

La joven negó con la cabeza, previendo lo que estaba a punto de venir a continuación. Su sabia Maestra prosiguió:

—¿Y acaso no vale más tu vida y tu alma que las llaves de la casa?, ¿No merece encontrarte a ti emplear todos tus esfuerzos? En realidad, ¿No estamos eligiendo todos los días muchas veces entre un "difícil" y otro "difícil"? ¿No es difícil estar en pareja y también estar sin ella?, ¿No es difícil subir una montaña y la sensación de derrota por no subirla? Elegimos cuál es el "difícil" que queremos vivir, en pos de hacer más fácil nuestra existencia y la del resto de la Humanidad...

La discípula calló, tras darse cuenta de la importancia de la enseñanza que ese día le había proporcionado su Maestra, y se dio cuenta de cuán pronta estaba para todo y para todos/as, pero siempre tarde para sí misma...

APARIENCIA Y PREJUICIO

Estaba haciendo las últimas compras del *blackfriday*. El centro comercial estaba a rebosar y la gente parecía ajena a la situación que se vivía de pandemia. Rápido, las bolsas corrían por los pasillos como si no hubiera un mañana, y dudo que el aforo fuera el indicado por los organismos competentes. Al fin y al cabo, yo era uno más del rebaño ese día. Quería encontrar unos zapatos preciosos para mi pareja, y había dado mil vueltas, pero no aparecía nada.

Mientras iba de una tienda a otra, miraba a la gente. Tras las mascarillas, solo quedan los ojos por ver de las personas. Fugaces —o más bien fugitivos—, se deslizaban por el *mol* con la prisa de lo perecedero. En un momento, tras salir de un establecimiento, me topé con una mujer que, por el pañuelo en la cabeza, se adivinaba de religión musulmana. Junto a ella caminaba la que creo era su hija. Ésta llevaba puesta la mascarilla, pero la mujer mayor no. Casi con enfado, y —por qué no decirlo—, con indignación, le miré fijamente a los ojos, condenándola, y le espeté:

—Señora, ¡la mascarilla!

Avergonzada, metía la boca por dentro de su bufanda, como si quisiera desaparecer de ojos duros como los míos que la acusaban. Se escondía casi a modo de refugio en ese pedazo de tela, buscando esconderse del "pecado" que estaba cometiendo.

Orgulloso de mi acción, continué caminando por un centro comercial atestado de personas. Tras aproximadamente diez pasos, me vinieron dos imágenes: la niña con la mascarilla y la supuesta madre como si nada... Y, entonces, cae mi ego y me doy cuenta de que he juzgado, como tantas veces, con demasiada prisa.

Casi con lágrimas en los ojos, y avergonzado por mi arrogancia, me paro a pensar que quizá esa mujer, una de dos: o haya olvidado su mascarilla en casa sin mala intención o, como otras personas, ni siquiera tenga dinero para comprarse una, y, al tener que elegir si protegerse a ella o proteger a su hija, eligió hacerlo a su niña. Ahora, en vez de una mujer sin mascarilla, veo a una madre cuidando a su pequeña, priorizando otra vida a la suya propia —como tantas veces, madres...

Llego a casa con los zapatos preciosos y con el corazón un poco tocado. No sabemos qué respiran los otros hasta que no escuchamos su aire... Como creo que todo lo que damos lo recibimos, aunque sea de otra manera, decido que voy a hacer una donación de mascarillas a alguna ONG que atienda a personas sin recursos, porque todos/as somos uno/a. Al acostarme, pido perdón de manera simbólica a la mujer y a su hija, y me perdono a mí también, y hablo con mi corazón para recordarme que hay que mirar dos veces a los otros para poder verlos como nos vemos a nosotros/as mismos/as, o, incluso, con más amor. Y entiendo que, mientras no lo digan las personas protagonistas, todo lo que me monto en mis ideas son sólo mis prejuicios ante una apariencia que yo determino que sé lo que es, cuando, en realidad, no tengo ni idea... Ese día iba buscando unos zapatos, pero, hasta que no fui capaz de ver cuánto cuesta caminar en los de otros/as, no pude ver... Porque rápido es el prejuicio del blanco o negro en una realidad plagada de grises...

TODO EL ARROZ PARA OTROS

Érase una vez, en un pueblo recóndito de China, una mujer que vivía con su padre y sus dos hijos. El padre tenía setenta y tres años, había perdido la vista y el oído. Ella le ayudaba todos los días a levantarse, le hacía el desayuno, le lavaba la ropa, y después le daba un paseo. Luego, le dejaba sentado al sol frente al arrozal los días cálidos, o bajo el porche los días de lluvia suave, quizá en casa si había tormenta mientras ella purgaba el campo de insectos, llevaba a los niños a la escuela, preparaba el alimento y recogía a los pequeños nuevamente del colegio. Acto seguido, servía los platos y le daba de comer al abuelo de los pequeños —notaba que quería coger la cuchara con sus propias manos a veces. Más tarde, mientras ellos hacían los deberes, lo aseaba en la vieja bañera de bambú que habían bajado del altillo. Le lavaba bien, con toda su conciencia puesta en ello, empezando por la cabeza y terminando por los pies. Él se dejaba hacer, aunque a veces ponía un poco de resistencia e intentaba hacerlo con sus propias manos. Al terminar el baño, lo perfumaba, le ponía su pijama y dejaba a los niños jugando en presencia del abuelo con la petición de apoyarla para poder vigilarle mientras ella hacía la cena y dejaba todo listo para el día siguiente.

Tras cenar, acompañaba al baño a Xiao-Uan —así se llamaba su padre— y lo acostaba en la cama para que se durmiera, e igual hacía con sus dos hijos, Fenjao y Sheoki, que le gritaban cuando estaba en el umbral de la puerta que les contara un cuento, a lo que ella accedía un poco a regañadientes, ya cansada como estaba de todo el día de trajín. Inventaba historias que le llegaban a su alma, y relataba hasta que los niños se quedaban dormidos. A las diez de la noche, Mia-Li caía rendida en el sofá, el mismo lugar donde le sorprendía casi todos los días el alba, para comenzar nuevamente su rutina.

Xiao-Uan fue empeorando paulatinamente hasta que, años más tarde, cruzó el arrozal, por última vez, camino del monte Taishan —donde vive el corazón de los que mueren— una mañana de verano. Mia-Li, de repente, sintió el vacío y la tristeza por la ausencia de su querido padre. Pasado un tiempo, con los niños ya adolescentes y totalmente autónomos, tenía tanto tiempo libre que no sabía qué hacer. Como el ocio es abono campando a sus anchas —mientras no se le domine— de la mente haciendo jugarretas de las suyas (o juez verdugo, como lo llama la sabia maestra mexicano-japonesa María Elena Gaitán) y saboteando todo, de repente, un día, Mia se sorprendió en su interior culpando a su padre de haberse puesto tan enfermo y marcharse. Se avergonzaba enormemente de ese sentimiento y, aunque lo amaba infinito, le había dedicado mucho tiempo de su vida y ahora se sentía sola sin él y perdida en su tiempo.

Una noche, Xiao-Uan visitó a Mía en un sueño. Ella, que sabía que todo lo invisible puede verse con sólo cerrar los ojos y abrir el corazón, no sintió miedo. Le dijo cómo se sentía. Él la escuchó tranquilo con una sonrisa afable y llena de cariño. Cuando terminó, Xiao-Uan le dijo a su hija:

—Pensaste que era amor lo que me dabas al hacerlo todo por mí y para mí, pero el amor es amor cuando ambas personas están bien, cuando ambas dan y reciben, aunque no sea exactamente lo mismo lo dado y recibido. La primera vez que cogiste la cuchara para darme de comer, te agarré la mano para hacerlo yo, y así en repetidas ocasiones después, pero tú, con más fuerza que yo, joven como eres, insististe todas ellas en dármelo con la tuya. Hasta que cedí por imposible. Igual sucedió al ponerme la ropa, al lavarme, al pasear y con todo lo demás. No había nada que yo ya pudiera hacer, y mis manos y articulaciones se fueron atrofiando. Como no podía hablar ni ver, ni tú escuchar o mirar, no había forma de entendernos. Te olvidaste de vivir tú para vivir por mí, y estuvimos viviendo los dos un poco a medias. Así pues, poco a poco, me rendí, y contemplaba, día tras día, con dolor, cómo te olvidabas de ti para hacer cosas por mí que podía hacer yo mismo. No me dolía tu cariño o tu entrega, me dolía que te perdieras a ti. Gracias, mi amor, nunca quise tu sacrificio ni ser una carga para ti. Te amo, y solo deseo tu felicidad. No te sientas mal por esto, porque sé que cada cosa que hiciste por mí, nació de tu amor, y eso es lo más importante, cariño. Gracias, hija, por todo ese amor, espero que este sueño te valga para empezar a querer y hacer cosas para ti, y vivir con libertad que los demás, paulatinamente   —en especial tus hijos ahora, que ya van siendo jóvenes hermosos—, crezcan para sí mismos, siempre contigo cerca y acompañándolos, que las personas nos necesitamos, sin quitarles su fuerza ni la tuya propia. Gracias, querida hija, te amo.

Mia se levantó renovada la mañana siguiente al sueño. Era domingo, los jóvenes dormían, y ella, aprovechando el silencio de los días de fiesta, se escabulló por el arrozal con su *diji*[1], camino de la Roca Minhao, para deleitarse con su música. Cuando sus hijos se levantaron, encontraron una nota en la mesa de la cocina con una flor recién cortada:

"CHICOS, HOY PASARÉ LA MAÑANA FUERA.
PREPARAD VUESTRA COMIDA
Y ECHAD UN POCO MÁS DE ARROZ
PARA CUANDO YO LLEGUE, POR FAVOR.
FELIZ DÍA. OS AMO"

Mia.

---

1 *Flauta de bambú tradicional china.*

LA TIENDA DE LÁMPARAS

Se hallaba hipnotizada frente a la tienda de lámparas. Las había de muchas formas y colores: largas y delgadas; anchas y bajitas; con una sola bombilla; con tres; algunas con forma de araña colgante del techo… Era un espectáculo estar en aquel escaparate como si fuese un museo de la luz.

En medio de su particular rapto luminoso, aparecieron un niño y su madre que se detuvieron, también, frente al cristal de la lamparería. Tras un momento de silencio, el pequeño llamó la atención de la madre y le dijo, señalando con su dedo:

—Mira, mamá: esa de ahí tiene muchos colores.

La madre, con paciencia y una sonrisa, le explicó:

—Sí, cariño. Es porque tiene una tulipa con muchos cristalitos pequeños que hacen que la luz salga del color de cada uno de ellos.

El pequeño volvió a guardar silencio, pero arremetió con otra pregunta excelsa de esas que solo los niños saben hacer:

—Mami, ¿y qué es una tulipa? —dijo, con voz dulce.
—Es lo que cubre la bombilla, hijo, como si fuera la capucha de un bolígrafo, pero con una bombilla dentro —le contestó, con ternura, la madre.

De nuevo, el silencio. La primera visitante del escaparate asistía, divertida, al coloquio materno-filial, y, aunque se iba a marchar, se quedó para ver cómo terminaba, pues había salido con tiempo hacia el trabajo.

—Entonces, debajo de la tulipa, ¿Hay muchas bombillitas de muchos colores para que salga la luz en tantos colores? —soltó, sin pudor, el pequeño.

—No, mi amor. Solo tiene una bombilla. Son los cristales de fuera los que cambian el color de la luz, pero la luz que alumbra es siempre la misma… Es lo mismo que las personas, cada una tiene su luz, pero muestran diferentes caras. Por ejemplo, ¿Ves cuando alguien está enfadado? Pues es solo una cara suya que muestra, pero, dentro, tiene lo mismo que cualquier otra persona: mente, corazón, alma… Lo mismo cuando están alegres, o cuando sus cuerpos son diferentes…

—¿O sea, que el cuerpo de las personas es como la tulipa de la lámpara? —preguntó con renovada curiosidad el hijo.

Ambas mujeres sonrieron con dulzura ante el afán de conocimiento del pequeñajo. La madre, mirándole con amor, le contestó, mientras abandonaban el cristal y reanudaban la marcha:

—Sí, hijo, el cuerpo, y las emociones, y los pensamientos, y las formas de comportarse de las personas son algo así como tulipas, tan solo diferentes colores que reflejan la única luz que vive dentro de cada uno y cada una de nosotras.

—¿Y cuál es esa luz, mamá? —preguntó.

—¿Qué crees tú que es esa luz, mi vida? —le devolvió la madre.

—Mmmmm… —pensó el niño—, pues yo creo que el cariño, porque a mí es lo que más me gusta de las personas, sobre todo el tuyo y el de mi otra mamá, mami —respondió.

—Así es, cielo, así es. Debajo de nuestras miles de tulipas, tan solo hay cariño, y eso es lo más importante…

Mientras se alejaban, la hipnosis de la primera observadora se había vuelto tierra porque, lo que menos esperaba, atónita ante aquel espectáculo de luces, es que aquel renacuajo y su madre le dieran tamaña lección así, tan de mañana, un día cualquiera, yendo al trabajo… Aquella misma tarde, decidió comprar una lámpara en la misma tienda donde sucediera este relato. Quedaba preciosa en casa. Al encenderla, desprendió en todas las direcciones del salón muchísimas miríadas de colores, aunque tan solo tenía una bombilla, iluminando la noche de su casa con miles de formas y tonos, unos más cálidos, rojizos, otros más fríos, azulados. Era —por supuesto— la de la tulipa de colorines…

DIÁLOGOS A TRAVÉS DEL MURO

En las casas de las grandes ciudades los muros son como papelillos finos. Esta es la historia de cualquier casa, en cualquier ciudad, donde se comparte —casi, casi— toda la vida, lo malo y también lo bueno.

Mayte tenía una vecina enferma. Todos los días, y a casi todas las horas, la oía gemir desde hacía un tiempo. Apenas unos meses atrás, la mujer veía la televisión y hablaba con quienes parecían, por el sonido, ser sus nietos. Así son las paredes de los vecindarios, inexistentes, tan acostumbradas como estamos, entre redes y enredos, a haber perdido gran parte de nuestra intimidad.

Debido a lo que había podido escuchar a través del muro, la mujer, cuidada por quienes por la forma de hablar y sus palabras parecían familiares, se había ido deteriorando rápidamente a nivel cognitivo en los últimos meses.

Apenada por esta situación, y escuchando que a veces la circunstancia era dolorosa tanto para la mujer —que daba unos alaridos terribles en mitad de las noches que le congelaban la sangre a Mayte— como para las personas que la cuidaban, decidió comenzar a hacer algo para poder sumar un poco de paz a aquella gente.

Alguna que otra tarde, Mayte ponía en un reproductor *online* alguna canción de la que ella creía ser la época de juventud de la mujer, allá por los años 50 o 60 y posteriores. Hacía todo lo posible por seleccionar temas alegres que pudieran hacer conectar con cosas bonitas a la mujer adolorida y sus familiares, aunque todas ellas le eran desconocidas físicamente. A veces, incluso, cantaba esas mismas canciones con la guitarra. De Juanito Valderrama a Nino Bravo, pasando por Manolo Escobar, casi treinta minutos, de cuando en cuando, se dedicaba a "mezclar" esta música, sin que las vecinas supieran que era para ellas, en un intento de llevarles una brizna de calma en medio de su situación.

Esta es una historia sencilla de amor invisible, de ese que puebla la vida y no es noticia, porque, a veces, cuidar de los demás es muy sencillo, está en los pequeños detalles, en esas cosas que no hacen ruido y construyen el mundo día a día. Probablemente, si no fuera por este libro, nadie habría dejado escrita la historia de Mayte, ni de aquella mujer sufriente en cualquier piso de cualquier ciudad con paredes finas, como en tantas otras, pero, gracias a este relato, en Mayte quedan simbolizados todos esos pequeños-enormes actos de amor callado que hacen del mundo un lugar mejor.

Un día, pasado el tiempo, Mayte me contó que su marido estuvo unos días con fiebre, y pudo notar cómo, mientras él permaneció convaleciente, por las noches, sus vecinas, llegadas las once, bajaban el volumen de la televisión en lo que suponían ambos era un intento de que no les molestara el sonido mientras estaba enfermo... Porque, claro, no sólo se oía a través de los ladrillos en una dirección, sino en ambas, y, probablemente, del otro lado también sabrían qué sucedía en su casa. No conocían sus caras, no habían hablado nunca por la calle ni por la ventana, quizá nunca se reconocerían al comprar el pan en —probablemente— la misma tienda, pero, ahí, como una semilla, germinaba el cuidado y el cariño callado que construye la vida, a través de los muros finos e invisibles del día a día...

HISTORIA DE UNA GORRA

Esta es la verdadera historia de una gorra. No; no piensen que de una gorra cualquiera. Hablamos de una gorra de marca, nada más y nada menos que de una "Symbol". Y es verdadera porque sucedió de verdad, aunque la marca, obviamente, es inventada, porque no patrocina este libro, jejeje.

Llevaba mucho tiempo con el antojo de tener una de ellas, así que, amante como soy de la economía circular, de la reutilización y el reciclaje como medidas para apoyar a nuestra Madre Tierra, la busqué en una de esas aplicaciones populares de segunda mano. Como pasa casi siempre en estos casos, tuve que invertir un buen número de horas hasta que apareció la mía. Ahí estaba: azul cielo, con las letras bordadas en blanco, sin el agujerito ese de la parte de atrás, de tal modo que cubría toda la cabeza, con los bordes muy bien rematados y reforzados con unas telas especiales, así como todas las etiquetas de autenticidad necesarias, que certificaban que era —de verdad— una "Symbol".

Debajo de las fotos, la descripción rezaba: "Nunca usada". La verdad es que se veía realmente nueva —así son las fotos. No ponía nada más. En el estado del producto un escueto comentario: "Nuevo, nunca usado. Sin etiqueta", que daba bastante confianza. Tras las negociaciones de precio pertinentes, que me permitió rebajarla un poco contando con el envío, realicé la compra. El vendedor, un tal S.C., un chico cuyo nombre no diré aquí, tenía varias valoraciones en su perfil, todas ellas muy positivas, salvo un par entre todas, con una sola estrella de cinco y sin comentario.

"Bueno, cualquiera tiene un descuido o un mal día o vaya usted a saber qué pasó realmente —pensé—. La compro".

La comunicación con S.C. fue bastante buena, no de las mejores que tuve en mi vida, pero sí se puede decir que bastante correcta. Tras el pago, solo quedaba esperar la llegada del paquete.

Al cabo de apenas unos días, el paquete llegó a una de las ferreterías de mi barrio que regenta una familia curiosa, una madre muy mayor y sus dos hijos llenos de tatuajes. Se les ve gente sencilla, con ese desparpajo de quien lleva toda la vida de cara al público, tranquilos y algo desarrapados a la vez, pero, en el fondo, con un algo entrañable que hace que, cuando es preciso, vaya a comprar allí algún tornillo o accesorio *'ferreteril'* de turno...

Recogí con ganas el paquete, que, para mi sorpresa, no abultaba demasiado, a pesar de que las gorras "Symbol" son bastante anchas y altas, estilo rapero o liga norteamericana de baloncesto. Lo abrí. Apareció tal cual estaba en el anuncio, y, ahí, me dije que era, sin duda, una buena compra. Doblada sin demasiado mimo y rezumando algo de polvo de estantería, la saqué con deleite y comencé a desplegarla y revisarla. Efectivamente, no tenía signos de uso. El frontal bien, el interior bien, la trasera y los bordados impolutos... El lateral derecho, perfecto, y, entonces, llego al lateral izquierdo, donde, supongo que, por tenerla doblada en alguna pared o estante, la tela había cedido y se había hecho un pequeño agujero, lo suficientemente visible como para destrozar toda la vista de la gorra.

No me lo podía creer. Monté en cólera, claro, me sentía engañado. ¿Cómo, si ponía que estaba nueva, se atrevía a venderla con un agujero tremendo? Estuve muchos, muchos días, en pelea interna y externa con la situación. Creé una disputa amistosa con el vendedor, elevé el caso a la administración de la aplicación que, inexplicablemente, le dio la razón a la otra parte. Esta injusticia en toda regla (la situación, la pérdida del dinero y —aún peor— de la ilusión por la dichosa gorra "Symbol"), me tenía con una energía desastrosa, no me gustaba estar en ese odio a una persona que ni siquiera conocía.

Reflexioné mucho sobre qué hacer. Intenté de todo: denunciarle mil veces por estafa en la propia aplicación, meditar si escribirle y decirle que era un tal o un cual, que no tenía vergüenza... Comenté el caso con algún amigo, que no ayudaba a bajar la ira, obviamente. Finalmente, un día, entendí.

Decidí aceptar que hay personas que duermen sin conciencia, pero que soy yo quien decide cómo quiero dormir, así que, como la gorra ni siquiera me valía de talla, apoyándome en una enseñanza de un viejo maestro zen que decía: "Transformemos nuestras emociones negativas y nuestra energía en algo que no nos dañe a nosotros/as ni al mundo", hice justamente eso: transformar la situación, al menos para mí, ya que al susodicho S.C. no podría hacer nada para cambiarle.

Sé que ahora te estarás preguntando qué hice para transformar la situación por dentro y por fuera. Internamente, tomé la decisión de no pelearme más ni conmigo, ni con este personaje, ni con la justicia o quién sabe. Con la gorra, fue fácil. La arreglé cosiéndola con mis propias manos y la volví a poner a la venta un poco más barata y especificando en el anuncio todo: "Recién comprada de segunda mano. Venía con un pequeño agujero que está cosido y queda bastante bien, como se puede apreciar en las fotos. El resto, está en perfecto estado. Aunque no se nota demasiado el arreglo, alguien un poco mañoso/a seguro que pone creatividad para mejorarlo incluso, con una chapa o algo similar. De ahí su precio".

Al cabo de unas semanas, la gorra "Symbol" se vendió. La reseña de la persona que la compró fue positiva, porque todo lo que le llegó fue verdad. Personalmente, y en lo referente al arreglo, me sentí realmente orgulloso, pues el resultado, para no ser un experto costurero, no estaba nada mal. De alguna manera, fue un homenaje a mi madre, ella me enseñó a coser cuando apenas era un niño. Estoy seguro de que ella lo habría hecho de profesional, pero, para no tener ni idea, quedó fetén.

Como aprendizaje vital, me di cuenta de que no puedo ni quiero cambiar a los demás, pero sí quiero y elijo ser mejor persona cada día. A través de esta experiencia, transformé mi rabia nuevamente en amor. Porque los sentimientos también se reciclan. A veces nos quedamos enganchados/as y enrocados/as en la rabia, o en otros sentimientos dolorosos, creyendo que tenemos la razón o no hay más caminos posibles, pero la gorra me lo enseñó: podemos elegir transformar el dolor y la rabia en amor.

Así que, vendedor S.C.: Gracias por darme la oportunidad de transformar tu gorra rota en una gorra cosida —y que entrara bien en la cabeza de otra persona…

APRENDICES DE LA VIDA

Dedicado a todas esas personas maravillosas
que me habéis ayudado a ser la persona y el educador que soy hoy.
Allá donde estéis cada cual: GRACIAS...

La tarde caía plomiza sobre el barrio de las Delicias, como tantas otras veces. El portón oscuro del centro cedió al abrir María, la coordinadora, con un crujido seco que nos recordaba que ya estábamos de nuevo allí, otra tarde, para una nueva aventura educativa. En la pared de entrada había una frase de Pestalozzi que rezaba: "El amor es el eterno fundamento de la educación".

En poco más de una hora llegarían unas 20 personas, chicos y chicas del barrio, para hacer sus deberes y luego tener algo de ocio. Ese día tendríamos un taller de rap. Llevábamos meses preparándolo y vendría a apoyarnos un cantante famoso de la ciudad.

Ramón llegó pronto, lo mismo que todas las demás participantes del proyecto. Parecía que el gris del día se les había pegado un poco a los huesos, pues venían con las mochilas caídas, el paso lento, la mirada perdida, y con las palabras agarradas en los labios sin querer salir. Les recibimos como siempre: felices de verlos, de poder acompañar su día a día una jornada más.

Todo el mundo conocía la liturgia: una hora —u hora y media para quienes lo precisaran— de estudio individual o grupal, según la necesidad; a ese tiempo le seguía el de ocio, de otra hora y media o dos de duración. Se dispusieron los "mayores" (hasta los 17 años) en su sala, y los "peques" en la suya. El silencio de la tarde parece que ayudó al comienzo de la sesión de estudio. Un poco de inglés aquí, unas cuantas matemáticas allá, algo de física y biología, unas cuantas perífrasis verbales... A pesar de lo pesado de la jornada, el ambiente estaba tranquilo. O eso pensaba...

Ramón cogió el teléfono para mirar algo y, al pedirle, por favor, que se centrara en el estudio de manera amable, tuvo una reacción agresiva, como, si en vez de haberle pedido eso, le hubiera instado a que se alistara a filas para ir al ejército. Yo estaba en la puerta de la sala, él, casi al final de la habitación de estudio. Apenas siete metros nos separaban. Se encaró a la distancia, y dijo que iba a hacer lo que le diera la gana, se levantó con violencia, tirando la silla al suelo. Agarró su mochila y la lanzó con fuerza contra la pared de pladur, que aguantó el embate a la par que devolvía un sonoro eco por el golpe.

Hay algo que no os he contado. Era mi primera semana como educador social. Me temblaron hasta las uñas, pero necesitaba intervenir sobre la situación. Resulta que, además de recordar —a duras penas— matemáticas, física, biología y las dichosas perífrasis, todo lo que había visto en la facultad quedaba bonito sobre los libros, pero aquí estaba la vida, estallando con virulencia ante mis ojos, debatiéndome entre mis instintos de protección y mi profesionalidad a la hora de intervenir. Haciendo de tripas corazón, encontré una posible solución.

El grupo también estaba temblando, y se palpaba en el aire. Aún no recuerdo cómo fui capaz de reconducir mi miedo y mi enfado para, con un tono de voz tranquilo, pedirle a Ramón que se viniera conmigo fuera de la sala. Fue al cabo de un rato, cuando estaba más calmado. Le invité a dar un paseo por las calles aledañas a nuestro centro. No teníamos luz natural apenas, y sabía que salir de allí nos iba a hacer bien a los dos, aunque no hubiera sol en ese momento. Tan solo pregunté y escuché, mientras caminábamos por el barrio. Le escuchaba con atención, sin juicio, entendí su enfado. Me contó que había problemas en casa. Sus padres discutían. Apenas estaban. Creía que le querían, pero no tenían tiempo para estar con él, y los trece años son muy duros a veces de llevar a solas. Le dije que cómo podía hacer para apoyarle, a lo que me respondió que con esa conversación bastaba... Volvimos al local y disfrutamos del rap, que, además, a Ramón, como a los demás, le encantaba...

Esa noche me fui a casa con la sensación de haber acompañado una semilla de paz en el alma de Ramón, lo mismo que él había regado la mía de la paciencia y la compasión educativa para con cada persona que me iría encontrando después. Años más tarde, tras trabajar con personas en cárcel, sin hogar, inmigradas, mayores, con adicciones y mil más, entendí aquello de cómo el grupo potencia lo mejor y lo peor que llevamos dentro, lo fundamental que es escuchar la necesidad de cada persona y todo eso que quedaba tan bonito en los libros pero que, en la vida, quedaba mejor, porque, al final, se trataba de eso: de vidas. De estar ahí, de acompañarlas para que sean más vidas aún de lo que ya son. Con durezas, atravesando tardes grises plomizas, pero preciosas, limpias, inocentes, con el mismo deseo que tenemos cualquier ser humano: amar y ser amados/as. Creo que ese día, quizá por ese instante, Ramón quizá pudo sentirse así. Igual Pestalozzi hasta se sentía orgulloso de su frase puesta en práctica aquella tarde plomiza en el barrio de las Delicias de Valladolid. No sé dónde estará Ramón ahora, tan solo espero que su vida sea hermosa. Lo que sí sé es dónde está él para mí, en la raíz de muchos de mis aprendizajes como educador social, esta bella profesión de ir regando semillas sin expectativas...

Gracias, Ramón, personas con nombre concreto y rostro, que tanto me habéis aportado. Ojalá algún agua de mi agua os haya podido servir en algo —las vuestras así lo han hecho a mi vida—, sabiendo que todos/as somos aprendices de la vida siempre...

LA TORTUGA Y EL DRAGÓN
Un cuento sobre el *kaizen* y la *slowlife*

Este relato fue transmitido de generación en generación de animales, especialmente por las garzas. Perdura hasta nuestros días por la importancia y actualidad que tiene. Cuentan que, en tiempos ancestrales, cuando los animales convivían sin el peligro de la amenaza de extinción, sucedió esta bella historia de amistad entre una tortuga y un dragón.

La tortuga vivía en un páramo rodeado por un bosque de secuoyas con un pequeño cerrete en el centro a modo de islote. Trabajaba solo un ratito cada día, apenas dos horas. Tenía muchísimos amigas, para las que estaba presente, y todo el mundo siempre la recordaba sonriendo. Vivía su vida despacio, al compás de sus pasos. No trataba de acelerarlos, tampoco de aminorarlos. Aceptaba su propio ritmo, sin forzar. Esto le hacía vivir en un estado casi continuo de calma y de atención plena… Sentía placer, un placer inmenso, al buscar su comida y compartir el bosque con otros animales.

Al otro lado del altozano, vivía un dragón, al que todos temían. Solo trabajaba un día a la semana, pero de sol a sol, casi sin parar. Cuando terminaba esa única jornada de trabajo, estaba agotado. Eso sí: era muy eficaz. Todas alababan su rapidez y buen hacer. En el fondo de su ser, él no disfrutaba de lo que hacía. Le daba una pereza tan gigante como su cuerpo tener que salir a por su comida, tener que verse obligado a chamuscar aquí y allá, todo el día echando fuego y humo por su hocico… Su sentir primordial eran la soledad y la angustia. Nadie le conocía amigos pues, quien no le temía, simplemente no se acercaba a él porque, cuando no estaba trabajando, se pasaba el día tan solo dormitando…

—Estoy muy cansado —decía a quienes se le acercaban.

El dragón y la tortuga no se conocían, aunque se habían divisado de lejos sin prestarse mucha atención. A la tortuga, a la par que le impresionaba su tamaño, la capacidad de quemar todo alrededor que tenía el grandullón le daba miedo, mientras que, al dragón, por su parte, la tortuga le parecía insignificante, pues ni para comida le valía, por eso casi ni había reparado en ella.

Cierto día, correspondiente al único de trabajo del animal humeante, este se hallaba muy alterado, dando llamaradas aquí y allá, desesperado, porque tenía hambre. Vociferaba, como queriendo convocar a los animales, sin darse cuenta de que lo único que hacía era ahuyentarlos. En un lance de sus enormes lenguas de fuego, produjo una gran chamusquina muy cerca de donde andaba la tortuga dando un paseo tranquilamente. Ella, con mucha asertividad, y algo sorprendida, le dijo:

—Estimado señor dragón, por favor: si es tan amable, tenga cuidado de por dónde echa sus humos, que casi me chamusca —dijo, con una sonrisa.

—¡Aparta, bicho inmundo, o te frío de un fogonazo! —le contestó bruscamente el dragón, malhumorado, con los ojos encendidos y una voz que daba miedo.

La tortuga respiró con calma, sin dejarse afectar por el talante desagradable del animal-chimenea. Tras un breve silencio, le replicó:

—¿Puede ser que, quizá, necesites una amiga? —volvió a insistir amablemente el animal del caparazón.

—No necesito tu ayuda ni la de nadie, pequeña tortuga insignificante, yo solito me basto. Mira cómo puedo arrasar cualquier cosa que se ponga a mi paso…

En ese momento, el dragón quemó un pequeño arbusto en cuestión de segundos con una lengua ardiente, queriendo impresionar a la tortuga, que le miraba sin inmutarse. Cuando hubo terminado su "hazaña", la *pasilenta* se despidió:

—De acuerdo, dragón. Que estés muy bien, y, ya sabes, por favor, ten cuidado con tu fuego, que puedes quemar a cualquiera por ahí o, quién sabe, incluso a ti mismo… ¡Que tengas buen día! —musitó, alejándose lentamente.

El dragón le dirigió una mirada furtiva, se diría que le perdonó la vida porque tenía prisa, hambre y cosas que hacer, así que la dejó por esta vez y ambos se dieron la espalda para dirigirse el dragón a la búsqueda de su comida, la tortuga, a continuar con su paseo matinal.

Después de aquel "encuentro" —o desencuentro, mejor dicho—, había días, cuando el dragón se sentía solo, que recordaba las palabras de la tortuga, y reflexionaba para sí mismo:

—¿Será que nadie me quiere porque les asusto? Pero, ¿Cómo puede ser, si soy grande, fuerte, y puedo defenderles de cualquier enemigo?, ¡No lo entiendo!, ¡Lo normal es que todo el mundo me quisiera como amigo! Igual podría ser amigo de la tortuga —continuaba—, pero, ¿Qué estoy diciendo? —se recriminaba—, ¿cómo voy a hacerme amigo de una tortuga? Puede que necesite y me venga bien hablar con algún animal, pero, desde luego, una tortuga no puede comprender cuáles son los problemas tan importantes a los que me enfrento como dragón… ¡Ea!

Sin embargo, perdido en este autoengaño, no encontraba ninguna solución, así que seguía comportándose, consigo mismo y con los demás, de la misma manera desagradable, creyendo que serían los/as otros/as los que estarían equivocados/as. Él seguiría destruyendo todo lo necesario para sus propios fines sin tener en cuenta nada ni a nadie más.

A medida que fue pasando el tiempo, ambos se echaban miradas huidizas desde lejos: la tortuga al dragón, sonriendo; el dragón a la tortuga, receloso. Ella, compadeciéndole; él, rechazándola en secreto... La tortuga se limitaba a ver las hechuras del dragón y sonreírle. No sabía por qué, aquel dinosaurio tirafuego le caía bien a pesar de que se empeñaba en mostrar su lado más cascarrabias y, en el fondo de su corazón, sabía que necesitaba el mismo cariño que cualquier otro animal, solo que no había aprendido cómo vivirlo, expresarlo, pedirlo y compartirlo. Sin embargo, respetaba su distancia, porque el amor, también, está hecho del respeto al silencio y la distancia del otro.

Muchos años después, cuentan las garzas del lugar que sobrevino una gran sequía en la zona donde vivían ambos. El dragón apenas encontraba comida que calcinar. La tortuga, capaz de pasar cientos de días sin comer ni beber, se alimentaba de las pequeñas hierbas que encontraba bajo los árboles secos y amarillentos.

Como en toda historia, hubo un día. Un día donde el dragón, sin esperarlo, necesitó de la pequeñez y la ayuda de la tortuga. La del caparazón, que no salía mucho de él para, así, ahorrar energía, aquella jornada se hallaba buscando una pequeña sombra en la que cobijarse bajo alguna roca. Al girar por un breve acantilado algo alejado del páramo, de repente, vio al gran dragón tumbado boca arriba. En un primer momento, lo creyó dormido, pero, al acercarse, pudo ver que, de su boca, salían pequeñas humaredas como exhalaciones breves. Parecía enfermo, estaba debilitado. Sin duda alguna, se trataba de los estertores de un animal a punto de morir.

Se acercó cautelosa, conocedora de la "mala uva" del animal. Cuando estuvo a una distancia que consideró prudente, le preguntó:

—Dragón, ¿qué sucede?

Casi sin voz, al borde de la extenuación y la muerte, habiendo perdido toda esperanza de vivir, pero asiendo a la pequeña tortuga por su pata, el dragón acertó a farfullar:

—Me... me muero, tortuga —se le pudo escuchar.

—¡Dragón, aguanta! Sé que tú te alimentas principalmente de carne, pero tengo unos amigos que viven lejos de aquí que pueden proporcionarnos el alimento que necesitas, aunque sea vegetal —le respondió, mientras se iba dando la vuelta para regresar al camino e ir tomando rumbo al norte.

Emprendió un largo viaje. Paso a paso, sin apenas detenerse, y teniendo a su casi amigo el dragón en mente y corazón, se dirigía siempre en dirección a la Estrella Polar, soportando el hostigante calor de la sequía. Tras varios días de caminata, el paisaje fue tornándose un poco más verde. Los musgos poblaban la cara norte de los árboles, la temperatura iba siendo más agradable. Poco a poco, el verde alrededor se fue volviendo más y más frondoso. Se estaba adentrando en la selva. Iba en busca de sus amigos, los elefantes que en ella habitan. Eran escasos, huidizos, pero eran sus amigos, y seguro que le ayudarían.

Tuvo que buscarlos mucho porque, huyendo de los cazadores furtivos, se habían vuelto especialistas —especialmente las hembras— en ocultarse de los ojos ajenos. Cuando llegó, se saludaron efusivamente, y ellos/as se alegraron muchísimo de verla, pues hacía una gran cantidad de años que no se encontraban. Escucharon la historia del dragón. En un primer momento, vacilaron un segundo, porque tenían miedo de que pudiera hacerlos daño. Viendo el miedo en sus ojos, la tortuga les dirigió la palabra:

—Mis amadas amigas: He visto a ese dragón. Es mi amigo. Solo quiere un poco de cariño, y ahora nos necesita. Es nuestra ley ayudarnos unas a otras, y hoy os imploro que la hagamos valer en nombre de la amistad. Esta amiga de los elefantes os pide que le llevéis un cargamento de hierba para salvar su vida, por favor —les instó.

—¡Te ayudaremos y ayudaremos a tu amigo el dragón, que ahora es nuestro amigo también! —dijeron, al unísono, levantando sus largas trompas al viento.

Rápidamente, se pusieron patas a la obra. En apenas dos horas ya habían recolectado toneladas de hierba suficientes como para alimentar al gran animal durante al menos un mes, con la esperanza de que luego amainara la sequía. Cuando terminaron, cargaron todo, incluyendo a la tortuga, y tomaron el camino de regreso a casa de su amiga, rumbo al este. En apenas dos jornadas, durmiendo ni dos horas al día, y abriéndose paso por los caminos como solo las elefantas saben hacer, se presentaron ante el dragón, que estaba ya en las últimas.

Cuando este vio aparecer a la tortuga, casi al borde de la muerte, esbozó lo que pareció ser, quizá por primera vez en su vida, una sonrisa. Cuando la tortuga le contó la hazaña de los elefantes, el dragón tuvo miedo —quizá reconociéndolo por primera vez también en su vida— de que los elefantes, temerosos de él, pudieran pisotearlo con sus poderosas patas y eliminarlo. La tortuga, nuevamente, volvió a serenarlo diciéndole lo mismo que hacía unos días dijera a los elefantes. El animal humeante como una chimenea herida, accedió.

Con una señal de su cabecita, pidió a los elefantes que acercaran la carga hasta el dragón. Con calma, fueron dejando toneladas de hierba junto al animal moribundo que, por primera vez en su existencia, supo lo que era el agradecimiento, y con esa expresión en sus ojos los miraba.

A petición de su amiga la tortuga, los elefantes, especialmente las elefantas, permanecieron unos días allí con ellos, ya que su gran sabiduría les podría servir de enorme ayuda si así lo precisaban. Tras unas jornadas, el dragón ya estaba mejor.

Cuenta la leyenda de las garzas que, antes de marchar la manada de paquidermos, el animal del fuego reunió a todas y les dio un discurso de agradecimiento, que se recuerda más o menos así:

—He visto cuán egoísta fui. Vuestra ayuda desinteresada, conmigo al borde de la muerte, me ha revelado la verdad de lo que es nuestra vida como animales: servirnos, apoyarnos y dejarnos apoyar cuando sea preciso, buscar la armonía en todo momento para que el ritmo de la Madre Tierra sea respetado. Gracias por salvar mi vida. Desde hoy, pongo mi llama a vuestros pies, para honraros y serviros. Id en paz, queridas amigas. Perdonad mi orgullo y mi ceguera, incluida tú, mi querida tortuga.

La manada regresó a la selva comentando lo sorprendidas que estaban de que un dragón pudiera ser tan simpático. Las historias continúan contando que, desde aquel día, ambos, tortuga y dragón, se hicieron muy amigos. Durante el tiempo que duró la sequía y pasada la misma, formaron una alianza que perdura hasta el día de hoy, donde se ayudan mutuamente y a otros seres del bosque. Incluso dicen que, en una ocasión, los elefantes precisaron de su apoyo para sacar a otro elefante de un lodazal donde se había caído...

Cierto día cualquiera, el dragón le dijo a su amiga:

—Querida hermana: Me gustaría ser como tú: tranquila, solidaria, amable, cariñosa...

—A mí también me gustaría tener algunos de tus dones: la fortaleza, la decisión, el valor... —contestó la tortuga.

Se hizo un momento de silencio, y la del caparazón agregó:

—Tengo una idea. ¿Qué te parece si compartimos nuestros dones? De ese modo, tú serás un poco tortuga y yo un poco dragona, ¿Cómo lo ves?

—¡Me encanta la idea! —exclamó el dragón.

Así es como aprendieron mutuamente la una del otro y viceversa. Y en esta historia, como en la amistad, al igual que sucede tantas veces, dejaron patente que ser amigos/as siempre ayuda a crecer a ambos/as, influenciándose en lo positivo y creciendo y apoyando en lo doloroso. Se dieron cuenta de que, ser dragón o tortuga, en ningún caso es malo, tan solo es. El dragón aprendió del "poco a poco" de la tortuga, y la tortuga, a su vez, que a veces se necesita un arreón para tomar impulso y ser valiente. Pues no se trata de matar el don o la naturaleza de cada cual, sino de que no se convierta en un dolor de cabeza, aprendiendo a administrarlo o compartirlo porque está bien ser dragón… Y ser tortuga. Tan solo necesitan aceptarlo, abrazarse y vivir en coherencia a eso…

SUEÑOS RAROS...

Sueña el noruego una morena.
Sueña la castaña con un rubio,
por una sueca suspira el pelinegro,
y la pelirroja, ¿Con quién sueña?
Ella sueña con todos ellos…

Porque soñamos con aquello
que creemos que nos falta,
son así nuestros anhelos,
como si no hubiera casa
o estuviéramos incompletos,
como si el color del alma
tuviera que ver
con completarla
o con la estatura
o con el color del pelo…

EL ÁRBOL ESTORBA

Estaba feliz con su casa nueva. Toda una vida buscando, ahorrando, trabajando para poder comprarla y, al fin, estaba allí, sentada en su jardín, viendo el infinito de la cordillera a lo lejos, gozando el suave frescor que salpicaba la tarde y el dulce trinar de los pájaros. Era una delicia de casa, tal como siempre la había soñado: hecha toda de madera, con tejado de pizarra, un poco de césped, pozo de agua potable, arizónicas como barrera natural hacia la calle; el jardín, maravilloso, salpicado de árboles frutales y, en el centro, un gran pino alto de tronco ancho.

Era fantástico pasar las tardes a la sombra con un buen libro entre las manos y una bebida helada refrescando su garganta, en medio del silencio del barrio, algo apartado de la ciudad, pero lo suficientemente a mano como para poder ir a ella cuando fuera preciso. "Ni un monasterio de retiro, ni una gran avenida" —se decía que tenía que ser su casa mientras la soñaba—, "pero con lo mejor de ambos". Cuánto goce en aquellas tardes de verano bajo el árbol y oteando el horizonte.

Llegado el invierno, acabada la época estival y el otoño, cambió el jardín por la cálida habitación con terraza acristalada del piso de arriba. A través de la transparencia, podía ver los tejados del barrio, el cielo, los pájaros dibujando infinitos con sus vuelos, amaneceres y ocasos…

Cierto día, se percató de que algo le faltaba o pasaba con la casa. No sabía qué era, pero sentía que algo sucedía. Cogió su infusión y se acercó, despacio, al gran ventanal que mostraba la naturaleza a borbotones entrando por él. El gran árbol llenaba todo el paisaje… Siguió mirando, sin darle mucha importancia… Decía para sus adentros: "Qué árbol tan grande, qué árbol tan grande…". Hasta que, al cabo de un momento, se dijo en voz alta:

—¡Qué árbol tan grande!, ¡Eso es! Este árbol tan enorme no me permite ver el horizonte que tanto adoro otear, ¡Me estorba muchísimo!

Cuando pasaron las nieves del invierno y comenzó a asomar la primavera, encargó que arrancaran aquel árbol inmenso. Pidió, una de dos: o que lo trasplantaran, o que lo hicieran leña para su propia chimenea. Tres días tardaron en cortar el árbol, al que las operarias no pudieron salvar, porque, debido a su magnitud, hubo que cortarlo a trozos, por lo que la opción combustible para la estufa sería el destino de aquel viejo pino cargado de anillos, es decir, de años de existencia.

Sonreía para sus adentros disfrutando, como si pudiera verlas ya, de las hermosas vistas desde su ático. Cuando hubieron terminado todas las labores de la tala del árbol y quema de raíces, subió, feliz, las escaleras. Ansiaba ver el horizonte, perderse por él y maravillarse con las preciosas vistas de las líneas de sierra, nubes, cielo y sol.

Allí estaba. Arriba, el cielo lleno de nubes, la cordillera que aún goteaba las últimas nieves, la línea que divide el cielo de la tierra, los pájaros jugando, el viento surcando el horizonte. Abajo, el jardín, más despejado, la piscina, y su vieja silla de lectura. Sentía una dicha inenarrable, y no veía el momento de agarrar un nuevo libro y volver a disfrutar de la lectura que tanto amaba. Ya no tendría el estorbo del alto pino cuando alzara su vista más allá de las páginas buscando el atardecer en el cristal de su casa. Aquella primavera fue memorable en su ático, que compartía, de cuando en cuando, con familia y amigos/as.

De nuevo, un año después, cuatro estaciones después, un puñado de días después, llegó el sol ardiente del verano. Demasiado calor en el ático hacía que volviera, de nuevo, al jardín, junto a la piscina, con su libro y la bebida fría.

Buscó una buena sombra, de esas que da igual hacia dónde gire el sol, pues siempre te cobijan. Buscó y buscó, pero no la encontró. Había sombras pequeñas, sombras alargadas, pero ninguna que pudiera contenerla por completo.

Y, entonces, cayó en la cuenta. No había visto la maravilla de su hermoso árbol. No había visto al pino. Lo creyó un estorbo a sus ojos, sin reparar en todo lo que le aportaba en su refugio estupendo. Tuvo que comprar una sombrilla, pero aquella sombra artificial no podía compararse con la preciosa sombra de su pino de agujas verde intenso y el fresco que su frondosidad proporcionaba. Fue un verano que pasó con cierta tristeza, y en el que tuvo que tirar mucho, a falta de mejor sombra exterior, del aire acondicionado en el interior de casa.

Aquel siguiente invierno le habló a la leña, pidiéndole perdón y agradeciendo a su viejo árbol la sombra, la paciencia, la no-queja por haber sido talado, el continuar dando calor en el frío, lo mismo que antaño diera sombra bajo la canícula del agosto español.

Su viejo árbol se hizo ceniza y fuego, en esa continuación eterna del ciclo de la existencia, pero siempre quedaría grabado para ella en el fondo de su conciencia como un ejemplo callado de entrega. Entendió su paciencia, la gran cantidad de tiempo, aguas, soles, días, que habían invertido el árbol, la naturaleza y las seres humanas en cuidarlo, hacerlo crecer, abonarlo y podarlo cuando era preciso para que las ramas más grandes no rompieran por el peso.

Al arribar nuevamente la estación de las flores, plantó otro pino en honor a su viejo amigo, al que llamó "Memoria", para que, así, regándolo día a día, se ayudara a sí misma a recordar la importancia que tiene abonar y cuidar con la paciencia de los años todo lo bueno de la vida. De ese modo, nunca más olvidaría la importancia de tener una buena sombra y un buen cobijo en el propio hogar, sabiendo que, el mayor de los estorbos, es siempre —siempre, siempre— nuestra propia mirada miope de las cosas…

LA FLOR QUE QUERÍA SER PÁJARO

Era una amapola hermosa. Vivía en un campo lleno de otras flores y arbustos, preciosos también. Sin embargo, se sentía desdichada. Pasaba sus horas enteras desvalorando el tamaño de sus pétalos, su forma alargada, lo débil de su tallo, cómo de largos eran sus pistilos…

—Estos estambres son horribles. Mira mi pedúnculo, es demasiado grueso. Y me aprieta el sépalo cada vez más —repetía, sin cesar.

Otras veces, pensaba para sí misma mirando hacia otras flores:

—Mira esa orquídea, ¡Qué hermosa! Con sus colores tan suaves, su delicadeza… Es esbelta, elegante, la típica flor que cualquiera querría regalarse… En cambio, yo, soy fea, horrible, desagradable…

Además de no valorar su ser amapola, también era una flor inquieta. Quería moverse, ver el mundo, conocer otras flores y campos. Quería ser pájaro para poder ver la vida desde arriba y tan alto. Intentaba sacudirse en su tierra, siempre angustiada, pero la tierra siempre le devolvía al mismo anclaje, a ese mismo sitio: sus raíces.

De repente, se rindió. Estaba cansada. Cansada de no querer ni valorar quien era, de querer estar en otros sitios y verse obligada a permanecer allí, eternamente; cansada de no poder hacer aquello que quería. ¡Quería volar! ¿Por qué no le podían salir un par de alas para así viajar por el mundo entero? Ya no podía más.

Las otras flores miraban a la amapola con cariño, compadeciéndose de su propio autocastigo y admirando su belleza. Como suele suceder casi siempre, los/as otros/as ven nuestra grandeza más que nosotras/os mismas/os.

Agotada y frustrada a partes iguales, aquel día sintió que el viento le estaba haciendo cosquillas en el estilo. Era un viento suave, pero traía algo extraño, tan extraño que ella misma se notaba diferente. De lo profundo de su cáliz, como en un arranque súbito, como si fuera un volcán de fuerza, sintió como un desgarro, algo a medio camino entre el dolor y el placer. Las semillas que poblaban su ovario ascendieron hasta su estigma y, desde ahí, arrastradas por el viento, echaron a volar, esparciéndose por todo el espacio, volando lejos, plantándose aquí y allá, algunas moviéndose sin parar hasta que aterrizaban en cualquier otro sitio, a veces a muchísimos kilómetros de allí. Podía percibir al unísono todas y cada una de sus semillas, echando raíz en tantos lugares tan diversos y separados…

Sentía, por primera vez en mucho tiempo, una alegría inmensa y que algo suyo se expandía. En medio de ese vuelo de simientes, comprendió que toda su vida de flor le había conducido a ese momento… Que llevaba el vuelo en su savia y que ahora, al fin, sí que podía volar, conocer mundo a través de sus semillas, abrirse. En ese instante, sintió que estaba en todas partes. En ella misma y en sus semillas esparcidas. En el agua y en el viento, en la tierra y en el viaje. Entendió que, sin alas, volaba; sin ojos, veía; que, siendo flor, era todos los seres a la vez, un poco roca, un poco viento, un poco nube… Pues así es que somos todos/as los/as seres vivos/as, que estamos hechos/as para expandirnos y dar amor, desde dentro hacia afuera, y casi todo en la vida sucede así, como con nuestra amiga amapola, la flor que quiso volar… Y lo hizo —aunque no como esperaba… Pues el vuelo no lo decide una misma, sino la vida, que decide cuándo, cómo y hacia dónde sopla sus vientos…

Después de este episodio, comprendió. Y comenzó, poco a poco, a valorar la hermosa flor que era, dando gracias por ser una preciosa amapola, aparentemente simple, maravillosamente bella…

PAREJA EN TERAPIA

Acudían a terapia por primera vez. Obviamente, no estaban bien. Los nervios y el enfado les poblaban por dentro el alma. Pasaron a la agradable sala de espera de la terapeuta, que les había recomendado una pareja amiga porque —según dijeron— pudo apoyarles mucho a encontrarse de nuevo mutuamente de una manera más sana y auténtica.

Las puertas de la consulta se abrieron y vieron salir a otra pareja, señal clara de que era su turno. Entraron y, tras una breve introducción, Celia, la terapeuta, les invitó a que expresaran en voz alta la causa principal que los llevaba allí y cómo creían que podía apoyarles. Él empezó:

—Ella no me ve —dijo, escueto, y con la voz temblorosa (mitad rabia, mitad miedo) Fermín.

Marta continuó:

—Él a mí tampoco —replicó, sin más, con el tono de quien lleva tiempo acumulando dolor y sufrimiento no expresado.

Se hizo un silencio, breve para Celia, pero infinito para ellos. Tras esta pausa, la terapeuta intervino:

—Bien, veo que tenemos un problema con la vista. Entonces, ¿Qué os parece si, en vez de trabajar terapia, llamamos primero al oftalmólogo, y después, cuando hayáis recuperado la vista, retomamos la terapia?

Se miraron unos/as a otros/as. Desde luego, eso sí que no se lo esperaba nadie, ni siquiera Celia. Una tensión breve se rompió cuando Marta se echó a reír… Ambos, Marta y Fermín, entendieron, y los dos, casi al unísono, ya con una sonrisa en la boca y sin la tensión inicial, contestaron:

—Está bien, empecemos por ahí, jejeje…
—De acuerdo —asintió Celia, con una sonrisa cómplice—. Recomencemos. ¿Qué os trae aquí?
—Es que Fermín no expresa sus sentimientos —exclamó Marta.
—Y yo no sé nunca lo que quiere —replicó Fermín.
—Ok. Comencemos por el principio, en ese caso.

Celia sacó una pizarra blanca y con un rotulador escribió en ella, grande, la letra "A".

Marta y Fermín se miraron nuevamente, alucinando. Tras terminar con orgullo su vocal, los miró fijamente y, muy seria, les invitó:

—Está bien, empecemos por el principio. Esta es la letra "A". En la próxima terapia, continuaremos con la "B". Iremos aprendiendo a comunicarnos desde el principio, antes de nada… Por hoy, hemos terminado la sesión, gracias. Nos vemos la semana que viene. Misma hora, mismo día.

Salieron en silencio, sin saber muy bien qué decir. Antes de cruzar el umbral de la puerta, Marta le preguntó:

—¿Podemos pagarte por transferencia?
—Podéis —contestó con calma.

Un poco atónitos, sintiéndose entre la tomadura de pelo y el desconcierto, volvieron a casa en bici. Recorrieron el camino del parque en silencio, como con las miradas perdidas. Al llegar al final de la arboleda, Fermín detuvo la marcha, miró a Marta con los ojos menos duros que antes de ir a terapia y le dijo, sonriendo:

—Marta, creo que lo he entendido. ¿Qué te parece si repasamos el abecedario en casa y nos ahorramos la pasta de esa parte de la terapia?

Rieron. Rieron mucho, como hacía tiempo no lo hacían, y volvieron la semana siguiente a ver a Celia, porque, aunque desconcertante, les había parecido un buen comienzo, y ambos querían salvar su relación si era lo más conveniente para los dos. Entendieron que la gran base de todo es la risa, la comunicación honesta y la confianza, cambiar un poco la perspectiva para poder ver a la otra persona y las flaquezas de ambos con compasión y entendimiento...

CORRER POR COSTUMBRE

Estuvo toda su vida corriendo.
Corrió por hambre. Corrió por sed.
Por amor.
Por dinero, por sexo, por placer.
Corrió para huir del dolor.
Corrió para ganar,
y corrió hasta para estar en paz.
Corrió para dejar todo atado.
Corrió para tener casa, coche, familia, hijos/as...
Corrió porque ni le enseñaron ni aprendió a parar.
Corrió porque vio a otros correr.
Corrió para ser "alguien".
Corrió porque creía que correr era lo "normal" y lo que
"había que hacer".
Así que no vivía: corría, aunque decía que `vivía deprisa´.
Al final, también, corrió para no morir,
después de pasarse toda una vida corriendo

para no vivir.

ESTOY DISPUESTA

Odiaba su cuerpo. Odiaba el michelín de más, las cartucheras exageradas, los granos que poblaban su cara en el verano, sus pechos demasiado grandes, su nariz gigante, sus pies deformes, los dedos excesivamente finos, sus orejas pequeñas...

Odiaba también su falta de persistencia, su cobardía para emprender nuevos proyectos y tomar decisiones, su exceso de protagonismo a veces, su pereza y su hablar en demasía. Odiaba su trabajo y todo lo que él implicaba. En resumen, se odiaba a sí misma y a su propia vida.

Por supuesto, odiaba conocer a alguien para ser en pareja, pero, por otro lado, también lo deseaba. Tras conocer a un chico fantástico, éste le dijo que no albergaba por ella los mismos sentimientos. Otro mazazo más. Odiaba los desplantes, el desamor, el duelo por la pérdida, el ponerse en pie de nuevo, que todo fuera tan complicado, que la gente no fuera formal y que hubiera tráfico por las mañanas.

Desesperada, aquel día de las "calabazas" del chico, llamó a su amiga Ute para compartir un poco cómo se sentía, ella siempre tenía el cariño y la palabra adecuada para hacerle sentir bien. En seguida le cogió el teléfono, y respondió la misma voz amorosa y dicharachera de su amiga alemana:

—Hola, Silvia, ¿Qué tal?, ¿cómo estás?
—Fatal, tía —respondió.
—¿Y eso? —se interesó su amiga.

—Pues, ¿Te acuerdas del chico aquel tan majo que parecía que yo le gustaba y todo eso? Resulta que hoy me ha dado calabazas.

—Vaya, lo siento mucho, tía, y ¿Cómo estás? —le dijo Ute con su cariño habitual.

—Estoy harta, tía. Paso de tíos, del amor, qué pereza todo esto, amiga.

—Ya, te entiendo —replicó la amiga.

—Si es que es normal. ¿Quién se va a fijar en mí? Estoy gorda y soy horrible, tía, es normal que tenga que ir a la psicóloga porque me considero fea, es que es un dato objetivo: soy fea.

—Silvia, ¿Y no crees que quizá puedas estar hablando en este momento desde la tristeza y la decepción de que no podrá haber nada con este chico y no desde la realidad? —le dijo su colega.

—Ute, sé que pensarás que estoy exagerando por esto, pero es que esta vez lo digo en serio. Mira, en las aplicaciones de ligar nadie se fija en mí, llevo años soltera y, salvo aquel lío que me lió la vida, nada de nada. Además, creo que no puedo atraer a mi vida a personas que me gusten a mí, y tendré que conformarme con lo que me llegue, tía, no estoy yo como para elegir… El caso es que veo cada cayo malayo con cada pibón que yo qué sé, pero no es mi caso, tía…

—Creo que estás siendo demasiado dura y poco compasiva contigo misma. ¿Puedo preguntarte algo, Silvia? —siguió su amiga.

—Claro —respondió.

—¿Ninguna de las personas con las que has salido te ha gustado?, ¿Acaso nunca has atraído a nadie interesante a tu vida?

—Sí, todos me gustaban. Y sí, he atraído a personas interesantes y muy buenas para mi vida, pero este no es el caso —le contrarió Silvia.

—Sí; sí es el caso, Silvia, porque, ¿Qué te hace creer que algo que ha venido sucediendo durante tus treinta y cinco años de vida, ahora, por arte de magia, vaya a dejar de suceder? Ya has gustado a otros chicos antes, y seguirás haciéndolo el resto de tu vida. Eso sí, como amiga tuya tengo que decirte una cosa: antes de que nadie te guste, primero necesitas gustarte tú, Silvia. Ya vale de machacarse con cosas que no son verdad. Cada persona tiene su belleza, y no es una frase hecha, tú tienes tu belleza y tus cualidades, y hasta que tú no te valores, mientras esperes que alguien lo haga desde fuera, siempre estarás así —le dijo firme y con cariño su amada amiga.

Silvia se quedó en silencio. Una lágrima corrió, silenciosa, por su mejilla. No podía pedir a alguien que hiciera lo que ella misma no hacía. Primero necesitaba aprender a amarse a sí misma para poder compartir y hacer crecer ese amor con alguien en una relación de pareja.

Siguieron conversando, tras ese silencio, un rato más. Antes de despedirse, Ute le recomendó que leyera el libro "El poder del espejo", de la gran Louise Hay, pues creía que, quizá, le podría ayudar. Cuando colgó la llamada, Silvia permaneció un momento sentada en el sofá, viendo lo que su hermana le había regalado, y dándose cuenta de que aquella llamada le había hecho ver dos cosas: La primera, que ya había gustado a otros antes y la segunda, que ahora solo quedaba gustarse a sí misma.

Hasta ahí, muy bien. La pregunta ahora era sencillamente complicada: ¿Cómo amarse a sí misma? Iría ahora mismo a comprar el libro de esa mujer de la que tanto le habían hablado, pero, antes, volvió a llamar a su colega:

—¿Y cómo hago eso?, ¿Cómo amo lo que no me gusta?

—No sé muy bien cómo, amiga, pero te comparto algo que vas a leer en el libro. Quizá al principio sea muy difícil para ti decirte a ti misma: "Me quiero" o "Me amo", pero sí puedes empezar diciendo: "Estoy dispuesta a amarme". Quizá eso sea un buen lugar desde el que puedas ver aquello que no te gusta de ti y por qué, pero no desde la creencia irracional o el desprecio, sino desde la autocompasión profunda y el amor… ¿Crees que podrías empezar por ahí?

—Sí; sin duda — dijo Silvia.

—Pues entonces, vamos por el buen camino, ya me contarás, ve a por el libro, anda, que te va a apoyar muchísimo. Te dejo, linda, que tengo que ir a recoger a los peques al cole.

—Ok, hermana, ¡Gracias! Ya te contaré… ¡Besazo!

Cogió las llaves y se lanzó a la calle. Algo en las palabras de Ute había resonado en su corazón. Sentía una alegría nueva y casi desconocida para ella que alentaba sus pasos. Aún no se amaba a sí misma, pero, gracias a las calabazas de ese chico, hoy, al fin, al menos, estaba dispuesta a empezar a hacerlo… Y eso, aunque parezca poco, es mucho. Muchísimo. Pues ese es el camino hacia el descubrimiento de nuestra verdadera belleza, la que tiene que ver con nuestro adentro y no con nuestra fachada con fecha de caducidad… Porque de nada vale ver la belleza en otros/as si no somos capaces de verla, también, en nosotras y nosotros mismos, para no ser mendigos/as o presas/os de la belleza de otros/as…

OTRA MADRE CORAJE... Y VAN MILLONES

Eran las 6 de la mañana. Como todos los días anteriores, Agustina se lavó, se vistió y salió a la calle camino de casa de su hija Valentina. Aquel diciembre, días después de su cumpleaños, hacía frío, mucho frío. Las avenidas, casi desiertas, veían rota su tranquilidad apenas por la marcha de algún peatón dormido camino del trabajo o de algún vehículo ruidoso. Cuando llegó, su hija estaba en la puerta ya esperando, pues sabía de su puntualidad. Vestía zapatillas deportivas, la ocasión así lo requería.

Hacía ya seis semanas que emprendían, cada día, a las seis y media de la mañana, la misma peregrinación desde la ciudad al polígono industrial en busca de trabajo, pero aún no habían tenido éxito. La menor de las mujeres no tenía ninguna esperanza de que pudieran encontrarlo de esa manera, pero, como veía a su madre con tanta fe y tesón, allá que iba. Diez kilómetros separaban la urbe del campo de las naves del polígono. En poco más de dos horas y media, ya empezaba la faena. Cada día hacían una ruta diferente, desde donde lo hubieran dejado el día anterior. Iban nave por nave, nave por nave del espacio industrial, con la misma rutina, casi a modo de letanía comercial:

—Buenos días, ¿Está la persona encargada del negocio, por favor? —preguntaba la madre.

—Sí, señoras, esperen un segundo —les solía responder alguien desde dentro.

Tras unos breves instantes, aparecía la susodicha persona responsable de aquel establecimiento.

—Hola, muy buenos días, me llamo Agustina, quería saber si tendría trabajo para mí como limpiadora o cualquier otra cosa, por favor.

La respuesta de todos los días era:

—Pues mire, lo siento mucho, señora, en este momento tenemos todo cubierto, gracias.

Cualquier otra persona, ante esta respuesta negativa, daría las gracias y la media vuelta. Pero Agustina era mucha Agustina, y, con renovada fuerza, volvía a preguntarle:

—¿Y para mi hija? ¿Tendría algo para ella?

Le acababan de decir que no había trabajo para ella, pero no perdía la fe. Si no había trabajo para ella misma, quizá para su hija sí.

—No, señora; para su hija tampoco, claro —decían, generalmente con amabilidad al ver la fuerza de la señora.

Cuando salían, la Nena —así llamaban a su hija desde que era niña a pesar de que ya era toda una mujer— le decía:

—Bueno, mamá, pues tendremos que ir a otro sitio, porque aquí no hay nada.

Y era entonces cuando llegaba la respuesta que demostraba el coraje de aquella mujer, a la que nada ni nadie detendría hasta poder servir en un trabajo:

—De eso nada. La semana que viene, volvemos —decía, con una fortaleza inquebrantable.

—Pero, mamá, si acaban de decirnos que no —replicaba la hija.

Y, de remate, la madre volvió a darle toda una lección de vida a su primogénita y a todas las generaciones venideras, una respuesta digna de estudio y mención en cualquier carrera de marketing y dirección de empresas, pero que nunca sabrán tan de primera mano como de la de Agustina, que, nuevamente con fuerza, le contestó:

—Hoy nos han dicho que no necesitan a nadie, pero, ¿Quién sabe a quién puedan necesitar mañana o la semana que viene?

La Nena calló ante tal respuesta, alucinando, mientras llegaban al siguiente portalón de edificio industrial y comenzar, de nuevo, el mantra diario: "Disculpe, ¿Está la persona...?". Estuvieron así seis horas y, cuando el sol se acostó, tomaron el camino de regreso, otros diez kilómetros, de nuevo, a la ciudad, de nuevo, con las manos vacías (excepto el alma de la hija, que se llevó un aprendizaje de por vida). Al día siguiente repetirían, y así hasta que hubiera éxito.

Pasaron de esta manera muchos días y semanas. La joven ya había perdido toda fe. Pero seguía ahí por amor a su madre. Una mañana de tantas, volvieron a entrar en una fábrica de quesos famosos que estaba por aquella zona, en el cruce de Fuenlabrada. Se llamaba "El Cigarral". Ya habían estado allí hacía una o dos semanas, pero, fiel a su estrategia y perseverancia, Agustina se dirigió de nuevo al encargado del lugar. Quizá sería la cuarta o quinta vez que pasaban por allí. A la hija ya le daba un poco de apuro volver a preguntar cuando habían dicho varias veces que no, pero la madre desconocía la vergüenza en lo que a pedir cuando se necesitaba se refiere:

—Hola, ¿Qué tal? ¡Buenos días! Somos nosotras otra vez, venimos por si esta vez pudieran necesitar a alguien —dijo la mujer mayor.
—Hola, Agustina —dijo el encargado, que ya se sabía hasta el nombre de la señora—. No; no necesitamos a nadie todavía, lo siento.

—Volveremos un poco más adelante a ver si entonces sí —replicó la mujer valiente.

—De acuerdo, que tengáis buen día. Adiós —les contestó el hombre con cara de admiración ante la valentía de aquella mujer menuda de apenas ciento sesenta centímetros.

La Nena dio la vuelta y se sintió aliviada. Menudo corte, otra vez recibir un "no". La madre, sin embargo, no parecía azorada ni con dificultad alguna. Tenía la determinada determinación de conseguir un trabajo costase lo que costase. Y lo hacía tal como se acostumbraba a hacer en ese momento: Sin currículum, a pecho descubierto, tan solo viendo la cara de la gente y dando un apretón de manos antes de la firma del contrato, sin necesidad de más referencias que la propia honradez, sin pedir más experiencia que saber hacer o, al menos, las ganas de aprender y trabajar.

Aquella había sido la última petición por el día de hoy. Tomaron la carretera que conducía otra vez a la ciudad como todos los días. La hija, sin mucha fe; la madre, con todas las ganas puestas. Llevaban ya un trecho de camino recorrido cuando oyeron, a lo lejos, una voz que les gritaba:

—¡Señora!, ¡Señora! ¡Vengan para acá, por favor!

Era el encargado haciendo grandes gestos y aspavientos con las manos para llamar su atención e invitarles a volver sobre sus pasos. Creyeron que les iban a dar alguna limosna, incluso bromearon si quizá les regalarían un buen queso. Al llegar donde el encargado, éste le dijo a Agustina, con voz alegre:

—Acabo de hablar con el director. Le he dicho que ha venido usted varias veces y me ha dicho que le diga que venga usted mañana, pues a las ocho en punto empieza a trabajar como encargada de la limpieza de la fábrica.

No se lo podían creer. ¡Estaban locas de contentas! Agustina se le echó al cuello al encargado y le dio un sonoro beso en la mejilla, mientras el hombre se mantenía en pie a duras penas, algo descolocado por aquella muestra tan repentina de afecto.

Ahora sí, podían regresar felices y satisfechas. Misión conseguida. Lección de vida, coraje y fe para su hija, y mañana empezaría a trabajar. Casi no podía creerlo. Cinco veces había ido, cinco veces le habían dicho que no, y, aun así, otra vez insistía al cabo de un tiempo, para volver a intentarlo... "Es increíble esta mujer —pensaba su hija para sus adentros—, es increíble...".

Esta madre es mi propia madre. Y esta hija es mi misma hermana, la Nena, como la llamamos. Esta historia pasará de generación en generación a nuestra familia como un ejemplo de constancia, fe en una misma, en la vida, de perseverancia infinita, de ese trabajo gota a gota, como una hormiguita —que decía ella— y que conduce al auténtico éxito en la vida. Fue a por lo que quiso, día tras día, sin perder la fe, aunque estuviera exhausta, y lo consiguió. Agustina se jubiló en aquella fábrica, donde se convirtió en toda una institución. Se la conoció por ser una mujer fuerte, brillante, absolutamente responsable, de talento, con personalidad para marcar los límites en un mundo de hombres, cariñosa también, servicial, atenta, una mujer en la que se podía confiar a ojos cerrados hasta darle incluso las llaves de sus propias almas, pues sabían que estarían mejor custodiadas que por ellos mismos...

Muchos años después de su jubilación, un poco antes de morir, la Nena y mi persona tuvimos la suerte de ir a esa misma fábrica, que ahora está regentada por otra empresa, conocida como "Entrepinares", donde el encargado de personal nos atendió con una amabilidad exquisita y un amor incondicional. Sin haber sido trabajadora suya, pero sabiendo quién era —pues aún quedaban antiguos compañeros suyos que la recordaban—, le hicieron un homenaje como trabajadora modélica. Fueron más de 20 años de entrega, día tras día —lo mismo que antaño por las puertas de las naves—, en esa fábrica de quesos donde ella se encargaba de dejar, con fe, con tesón, con garra, todo limpio como "los chorros del oro", que le gustaba decir. Todo un ejemplo de madre coraje... Y van millones. ¡Gracias, mamás!

¿QUIÉN ES BAMBA?

No era el mejor lugar para encontrarnos. Ambos sabíamos y habíamos oído hablar mucho la una del otro, pero ahora había que estar allí, queríamos estar allí. La abuela de nuestra amada hermana —más que amiga—, acababa de fallecer, y deseábamos estar al lado de ella, abrazarla, demostrarle el amor infinito que merece.

Tampoco era el mejor lugar para que nacieran demasiadas historias. En los tanatorios las conversaciones giran en torno a la vida de las personas, en cómo fueron sus últimos instantes, si fue feliz, si cra esperado, si esa muerte es justa o si esa vida ha sido arrebatada de manera prematura. Quien más, quien menos, recuerda, en la muerte actual, sus propias muertes, y nunca es fácil. Las lágrimas se mezclan con alguna risa breve en un ambiente donde el mármol recoge millones de historias cada día de amor, dolor, generosidad y ambiciones a partes iguales. Por supuesto, la historia de nuestra hermana y su abuela, era solo de amor. Ciento tres años de vida, nada más y nada menos.

Sin embargo, aunque no era ni el mejor lugar para encontrarnos ni para que nacieran demasiadas historias, de repente, nuestra hermana, con una sola frase, nos compartió en grupo a algunas hermanas el lugar donde le estaba posicionando esta despedida. Nos compartía que sentía que era el momento de centrarse más en algo espiritual, que ya había estado bien vivir todas las fases previas y que ahora creía ser el momento de ir hacia adentro. Nos contaba que sentía muy viva la presencia de su amada yaya. Alguien en el grupo habló de la continuación en el sentido budista de la palabra, que contempla la vida como un ciclo eterno donde, como decía aquel principio sobre la materia, "nada se crea ni se destruye, solo se transforma". Decía que le daba paz eso.

Los grupos en estos lugares se van formando y deshaciendo según la confianza y vínculo o necesidad que exista en ese momento. Aparecen familiares cercanos, lejanos e intermedios. La paliza para la familia es tan necesaria como extenuante. Así que ese grupo se deshizo y, de repente, nos vimos Sara y yo a solas. Ella, apoyada en un banco del lugar; yo, de pie frente a ella. Como habíamos oído tanto la una sobre el otro y viceversa, nos preguntamos por la vida. Sobre los hijos, las reformas de las casas, y el trabajo. Y, como la conversación ya venía tocada de fondo hacia lo importante de la existencia —pues esa es la capacidad que tiene la muerte de conminarnos a vivir con más ahínco— terminamos hablando de algo que me pareció fascinante y que hoy os comparto.

En medio del compartir sobre las rutinas de la vida, hablábamos de su barrio, en el que vivían casi todas las amigas de nuestra hermana, de la calidad de vida que había allí y, sobre todo, de lo bueno que era para los peques. Aprovechando la situación, y dado que justo el día anterior una amiga de Chile me había preguntado por barrios y colegios para vivir en la ciudad, me interesé sobre su colegio, cómo era la convivencia, pues ya conocía, por mis sobrinos, la maravilla de proyecto educativo que tenían en el centro, situado en la Alameda de Osuna de Madrid.

He de reconocer que esperaba que Sara me contara todo cosas positivas, pues mi hermana así me las relataba, pero esta historia me tocó el corazón. Por supuesto, luego se la compartí a mi amiga de Chile que, sin dudar, ya tiene clara su elección. Al comentarle un poco sobre el tema de la convivencia, ella dijo que era fantástica, que había niños y niñas de muchas nacionalidades y que todo era tranquilo y amoroso, por eso adoraban ese colegio, además de las profesoras, que se lo trabajaban mucho y querían de verdad a los/as peques. Acto seguido, pasó a contarme una de las historias más bonitas que he escuchado. Los niños siempre nos sorprenden con su general lógica amorosa e inclusiva, y esta historia me encantó, por eso os la traigo.

Contaba Sara que, a mediados del pasado curso, había llegado un peque nuevo a clase de sus hijas, pero que no conocían a sus padres —y es que tienen un grupo de mensajería donde todos y todas se conocen por su nombre, quedan, colaboran con las clases, se interesan por los hijos de las/os otras/os, un auténtico ejemplo de convivencia y humanidad—, así que todos los papás y mamás comenzaron a preguntar a sus bebés quién era esa personita nueva, Bamba, que acababa de incorporarse al curso y cómo se llamaban sus papás.

Las respuestas de los/as peques no tuvieron desperdicio:

—Bamba... Pues es una niña —decían unos.

—Ah, sí, Bamba. Es un niño —afirmaban otros.

—Tiene trencitas en el pelo —aseveraban, con diversión, por otro lado.

—Es la hija del profe de inglés —comentaba Marcela, mi sobrina.

Aquí es donde viene la parte más maravillosa de la historia de Bamba que me contó Sara: El profe de inglés es español, de piel blanca. Bamba es una niña de Costa de Marfil. El color de su piel es negro. Y ni un/a solo/a niño/a se fijó en ese "detalle", que, probablemente, y, por supuesto, sin malicia (pues ese es el color de su piel), muchos adultos habríamos dicho de los primeros atributos. Tampoco sabían si era niño o niña, ni les importaba. Era una personita que estaba en clase con ellos/as, y conocían lo más importante: su nombre y quién era.

Le pedí a Sara y a nuestra hermana poder contar su historia, la historia de Bamba, la niña de Costa de Marfil a la que sus compis de clase veían "solo" como un ser humano chiquitín, como todos/as los/as demás. Porque me parece que es una historia que, como en muchas ocasiones, los/as niños/as nos regalan para que aprendamos y eduquemos, también, como adultos/as, nuestra mirada, y para que podamos fijarnos, como el Principito viajando por los planetas, en aquello que es lo verdaderamente importante: lo invisible.

Aunque no era el lugar, aunque no era el momento, Sara, y Bamba, me regalaron esta historia, que, ahora sí, creo que es el momento de contarnos a todos/as los/as adultos/as. Para que, viendo por sus ojos, veamos de otra manera por los nuestros. Gracias, Sara, abuela, amiga, hermana. Gracias, vida, Bamba, peques. Por vuestro amor en esta y en tantas historias...

EL DESERTOR

Hubo una vez, en un país no tan lejano, un soldado que fue llamado a filas. Como no creía que las guerras fueran la solución a las guerras, tras un proceso de toma de decisión, comunicó al servicio militar por correo electrónico que no se personaría entre las tropas el día señalado para su incorporación porque creía en la paz y no en crear más sufrimiento. La contestación no se hizo esperar, con una resolución firme: el país estaba en guerra, necesitaba ser defendido del opresor, y su negativa a presentarse como soldado para defender a su nación era considerada un acto grave contra su patria, por lo que se le declaraba oficialmente desertor e insumiso y sería sometido a un juicio ante un tribunal militar.

Dos días después, aparecieron cinco soldados en la puerta de su casa para llevarle al calabozo del cuartel más cercano. No se resistió. Le dijeron que sentían mucho tener que hacer aquello, pero que sólo obedecían órdenes. Él les tranquilizó comentándoles que no se preocuparan, que lo entendía y que él no les juzgaba.

Tras una semana entre rejas, llegó el día del juicio. A las 8 de la mañana fue conducido ante el tribunal militar. La sentencia era bastante clara de no fallarse en contra: sería condenado a estar en una prisión del ejército al menos durante dos años, a no ser que se arrepintiera de los hechos. Caminaba sin miedo. Ninguna sentencia podría cambiar su decisión.

En la sala del tribunal le esperaban tres jueces vestidos con las galas mayores del ejército, subidos a un estrado y sentados detrás de una mesa larga como esas que se ven en las películas de juicios.

Una vez el preso estuvo en su lugar, el presidente del tribunal comenzó a hablar:

—Soldado, se le acusa de violar gravemente el derecho militar y constitucional al declararse desertor voluntariamente, lo que supone un delito ante la ley de enjuiciamiento militar de insumisión y desobediencia según el artículo ochenta y ocho, barra treinta y tres, de dicha jurisprudencia. ¿Tiene usted algo que decir en su defensa?

—Ya dije lo que era necesario decir —contestó, escuetamente, el desertor.

—¿Está usted seguro? Si no tiene nada que decir, será condenado de inmediato por este tribunal. Su falta es muy grave por no querer defender a su país. ¿Usted no cree que debamos derrotar al enemigo?

—¿Quién es el enemigo? ¿Los habitantes del país vecino? ¿Es que acaso las gentes de ese país no sufren también el azote de nuestras bombas? ¿Es realmente esta la solución a nuestra guerra? ¿Aumentar la guerra? ¿Es la ira y el odio lo que aplaca la ira y el odio de esas otras personas, o la nuestra propia? En cierta ocasión, el monje Thich Nhat Hanh, que defendió la paz en medio de la guerra de su país, Vietnam, con Estados Unidos, escribió: "Nuestro verdadero enemigo no es otro ser humano. Nuestro verdadero enemigo es el odio, la discriminación, la ignorancia y la rabia". Pues bien, ese es mi enemigo, no cualquier hombre o mujer de otro país. Utilizar un arma es relativamente fácil. Solo hay que aprender a montar un fusil, recibir instrucción sobre cómo disparar y hacerlo, escondidos detrás de la culata del fuego amigo. Construir la paz requiere más valor y es infinitamente más difícil. Hay que renunciar al propio punto de vista, tener la humildad de escuchar el sufrimiento de las otras personas, gestionar las propias emociones y ser capaces de poner toda la voluntad en construir algo bueno para ambas partes. Requiere más tiempo, y hay que dominar un arma más efectiva que las bombas para generar la paz: la de la compasión y el amor. Lo siento, pero no voy a ser soldado de ningún ejército que no defienda la paz.

Las palabras del joven desertor retumbaron en la sala como un eco sordo. Su tono de voz era tranquilo y firme a la vez, se podría decir que hasta amoroso. Se hizo un silencio tenso tras su breve discurso. Los militares se miraban entre sí, pues aquello no estaba previsto en ningún escenario. En principio, aquel tendría que ser un juicio fácil con una sentencia fácil, pero ahora no parecía tan sencillo enviar a ese hombre a la cárcel.

Comenzaron a murmurar y musitar palabras imperceptibles, pues apagaron el micrófono. Tras unos instantes, volvió a intervenir el presidente:

—Este tribunal solicita quince minutos de receso para emitir un veredicto sobre el condenado por insumisión y desobediencia civil. Tras este descanso, comunicaremos a la sala y al propio interesado dicho veredicto.

El sonido seco del mazo contra la madera dio paso a la salida de la sala de los miembros del tribunal. Un silencio tenso de espera se apoderó de los presentes, entre los que se contaban apenas la abogada y algunos familiares del supuesto desertor. Transcurridos esos quince minutos, irrumpieron en la sala nuevamente los tres jueces con su uniforme militar impoluto y llenos de medallas. Una vez estuvieron sentados, y tras el mazazo que reabría la sesión, otro de los jueces comenzó a leer la sentencia:

—Este tribunal, en el ejercicio de sus poderes, y en nombre del país al que representa, emite el siguiente veredicto: "El soldado Mark ha demostrado un amor a la patria y a la humanidad dignos de consideración por estos jueces. No obstante, al hallarnos en un contexto de guerra con nuestro país vecino, no podemos eximirle, al menos, de sus deberes como ciudadano, por lo que postularemos al soldado a personal diplomático para hacer todos los esfuerzos necesarios en aras de la paz no solo con nuestro país vecino, sino también con todos los países con quienes pueda haber desavenencias presentes o futuras. Como defensores/as del Estado que somos, nuestro objetivo y el de todos/as los empleados y empleadas del país debería ser el de hacer que triunfe el diálogo y la no violencia, la concordia y la compasión por encima del enfrentamiento y la armonía en nuestro propio pueblo y con el resto de países de la Tierra. A partir de hoy, estimado ciudadano, usted pasará a ser un emisario de paz en representación de nuestra nación. Tendrá un sueldo acorde a su trabajo y todo el apoyo no solo de este tribunal, sino de todo su país".

Los familiares presentes en la sala estaban sonrientes, y Mark, al que consideraron desertor, estaba sorprendido y agradecido, pues era rarísimo que eso estuviera pasando. Tras la lectura del veredicto, el presidente del tribunal se dirigió al acusado:

—¿Está usted de acuerdo, señor Mark?

—Sí; lo estoy. Representaré a nuestro pueblo sirviéndolo con honradez y amor, de igual manera que así trataré al resto de personas y pueblos con quienes me encuentre en pro de la paz, la concordia y la no violencia. Gracias… —contestó el joven.

—Con su consentimiento, este tribunal da por concluida la sesión, y agradece la lección que usted nos ha dado hoy a todos/as quienes conformamos esta institución. Su ejemplo nos servirá de toma de conciencia para trabajar siempre a favor de la paz y de la convivencia armoniosa en nuestro pueblo y con los pueblos vecinos… Toda la suerte del mundo para su labor, estimado Mark.

El juez dio un nuevo y estruendoso mazazo contra la mesa y dio por concluida la sesión.

Cuentan que Mark se convirtió en un emisario de paz por todo el mundo y que, aunque no siempre consiguió que las partes llegaran a entenderse, porque para que haya paz tienen que querer ambos/as, apoyó a que muchos conflictos nunca llegaran a ser armados, y fue conocido, hasta el último de sus días, por su cordialidad, amabilidad y compasión para con todas las personas involucradas en cualquier conflicto, ya que, como siempre decía, "en un conflicto sufren todos, cada cual a su manera, y es necesario escuchar todo el sufrimiento de ambos lados para, primero, comprender, y, a partir de ahí, sanar y construir los vínculos nuevamente". El día de su muerte, el Estado —el mismo Estado que en su día le juzgara por desertor— puso sobre su féretro la medalla a la concordia de los pueblos y una placa en la que rezaba:

"Aquí yace un auténtico soldado de la paz.
Aprendamos de su ejemplo
y aumentemos ese ejército
de la no-violencia".

COMPRAS VARIAS

Le compró a su madre el miedo y la responsabilidad.
Le compró a su padre la capacidad de disfrute y la amabilidad.
Le compró a la televisión un ideal de belleza, modas, le regaló su tiempo.
Le compró a algún amigo ideas pobres, ejemplos nobles.
Abandonó a su niño interior, no escuchó sus heridas.
Mendigó miradas de los demás por no sentirse visto/a.
Le compró a la religión temores y algún silencio bueno.
Le compró al amor un vino.
Le compró, a la vida, un sueño…

Compramos tantas cosas invisibles positivas (y no) consciente y/o inconscientemente…
Y tú, ¿Qué y a quién le has comprado?

LA EMPERATRIZ Y EL SIRVIENTE

Éranse una vez una Emperatriz y un sirviente. Ambos se enamoraron el uno de la otra, la otra del uno, pero los dos tenían sus respectivas parejas. Eran tan amigos, tenían tal unión… Pero estar juntos era contactar con una realidad que era agridulce, y ambos amaban a sus cónyuges, así que él tomó la decisión de marcharse de Palacio una temporada, pidiendo una excedencia. Estaba seguro de que el tiempo y la distancia harían su función. A la Emperatriz le parecía también una buena idea.

Cuando terminó su excedencia y regresó a Palacio, ambos creyeron que el tiempo habría hecho su trabajo perfectamente, pues el pensamiento sobre el otro no era doloroso. Sin embargo, cuando volvieron a encontrarse, resurgió aquel amor de antaño, un poco más tenue, pero real igualmente. Hablaron con calma del asunto pasada una semana desde la reincorporación del empleado.

—La verdad, me gustaría poder estar cerca de ti, pero duele —dijo el trabajador.

—A mí también me duele, pero, ¿Qué podemos hacer? —respondió la soberana.

Ambos guardaron silencio unos segundos, mirándose a los ojos, con la mirada un poco perdida, como cuando se siente que parece no haber salida o la que hay es demasiado dolorosa. Al cabo de un instante, la cara de la Emperatriz se iluminó, sus ojos se agrandaron y expresó con alegría, creyendo haber encontrado la solución:

—¿Por qué no vamos a visitar a la Maestra Anciana? Seguro que su sabiduría puede arrojarnos algo de luz en este asunto...

—¡Me encanta! —replicó el asalariado.

Dos días después se hallaban en casa de la Maestra. Era una mujer ya mayor que había llegado de Oriente hacía muchos años y se había ganado el respeto de todas las personas del Imperio, que acudían a ella desde cada uno de sus rincones, porque su vida acompañaba su mensaje. Benevolente y sabia, dedicaba su vida a la oración y a la práctica de la amabilidad constante con todos los seres, por lo que creían que no podía haber nadie mejor para esta situación.

Nada más llegar, les recibió con un té caliente que sirvió en sendas tazas, para la Emperatriz —que iba camuflada para no ser reconocida— y para el sirviente, que también se había vestido de tal manera que nadie supiera quién era, pues la situación era delicada. Cuando expusieron su situación a la anciana sabia, ella cerró sus ojos y comenzó a respirar, como buscando en su interior las palabras más adecuadas para poder compartir con sus invitados. Respiraba despacio, sin forzar su inspiración ni su espiración, tan solo dejando que el aire flotara por sus fosas nasales adentrándose en sus pulmones y, de nuevo, volviendo caliente al aire invisible exterior. Su cara estaba en paz. Sus ojos, relajados. Parecía estar meditando, concentrada, sentada sobre su cojín.

Tras unos minutos en ese silencio que a Emperatriz y sirviente se les hicieron eternos, la Maestra preguntó:

—¿Cuánto os amáis?
—Mucho —respondieron casi al unísono.

—¿Y cuánto es mucho? —insistió la mujer.

—Pues… No sabríamos cuantificarlo, la verdad, pero mucho es muchísimo —dijo la Emperatriz.

—Efectivamente, el amor no se puede cuantificar, porque es un tipo de energía, la más preciada de la tierra. Lo más maravilloso del amor es que, al ser energía, puede ser transformado. Ahora mismo regáis un tipo de amor romántico, pero, si regáis las flores tan solo de la amistad y del apoyo a que cada cual cuide y ame a su propia familia, estoy segura de que podréis ser buenos amigos sin necesidad de confundir vuestro corazón. A veces nos perdemos a gente preciosa por no saber ubicarla de otra manera en nuestra alma, como si solo hubiera un lugar y una forma de amar, siendo que el amor es infinito y, por tanto, infinitas son sus posibilidades y sus aposentos en nuestro corazón. Eso sí, para poder subsistir en esta situación, necesitáis soltar vuestras expectativas en otros sentidos y direcciones, no refugiaros en la idealización del otro cuando vengan los días difíciles en vuestras respectivas familias, ser muy conscientes de que hacéis una apuesta por vuestro hogar actual…

Cuando terminó, escribió unas palabras en un papel y les dijo que hicieran una copia para que ambos tuvieran ese escrito, y les conminó a que las leyeran en silencio al llegar a casa y que así lo hicieran cada vez que el recuerdo del otro punzara su corazón en una dirección que no fuera la correcta. Sabían que las palabras de la Maestra serían nacidas de la visión correcta, y regresaron muy felices cada cual a su familia.

No es que no volvieran a sentir aquello, pero ahora sabían que, en vez de quedarse enganchados ahí, podían transformarlo en otro tipo de amor mutuo y enfocar la energía en sus respectivas familias. Cuando a veces la fascinación por el/la otro/a volvía a aparecer, se retiraban un momento en silencio, sin estar en presencia de la otra persona, y recitaban las palabras de la sabia Maestra:

Para amarte,
—y digo para hacerlo de verdad—,
tengo que soltarte,
no pretender amarrar
mi corazón a tus brazos,
dejarte ir
para que vuelvas
a buscarme,
no ya para volar,
hacer un nido, o criar polluelos,
sino para fecundar
—esa palabra que tanto eres—
la tierra con amor,
hasta que no sepan
dónde acabas tú,
dónde empiezo yo...

Para amarte
preciso desasirme
de este aleteo que te nombra
como dios/a de mi cielo,
ubicar tu nombre
lejos del cementerio
donde mi alma guarda,
añejos, sus recuerdos...

Para amarte
necesito no amarte
como única/o hechicera/o,
como luz ni como amante,
para encontrarte desnuda/o
de velos y ropajes,
y respetar el vuelo de tus alas,
sin cercenar el vuelo de las mías.

Para amarte
necesito verte,
y digo verte de veras,
no encontrarte en todas partes,
no dormirme en tus acequias,
regar, de cuando en cuando,
el manantial de las esperas,
sin esperar a que tu rostro
en cada esquina se aparezca.

Para amarte
—y digo para amarte de veras—,
debo soltarme,
no abrasarme,
cada noche, entre tus velas,
dejarme libre de ti,
para que vuelvas como quieras,
hecho/a pincel o viento,
hecha/o campo o praderas…

Para amarte,
necesito
no quererte —aunque te quiera—,
no soñarte —aunque te sueñe—,
no buscarte —aunque te busque—,
no esperarte —aunque te espere—,
no amarte
nunca
nunca
con fronteras…

Para amarte
y para amarme
—repito, si es mi voluntad sincera—,
he de soltar las ganas
para que se lleven el invierno
y me lo devuelvan primavera,
para no sufrirnos en silencio,
sin encontrarnos
vivas,
tranquilos,
libres,
tú, en tu hogar de besos,
yo, en mi mar de piedra…

Hasta que rodemos,
como el agua,
vacías de ambos,
tan llenos de alma….
Soltemos…
Para amarte.
Para amarme.
Para amarlos…

¿MALDITA LLUVIA?

Se puso las zapatillas de deporte, que aún tenían restos de arcilla del otro día, cuando estuvo jugando con su amigo José al tenis. Una sudadera, unas mallas, y lista. Salió de casa, como tantas tardes, para hacer su ejercicio diario. El cielo estaba gris y prometía lluvias, pero había que intentarlo. Mientras salía del portal del edificio, oyó a unos vecinos hablar sobre lo mal que estaba el tiempo: que daba asco, que había estado un montón de días lloviendo y que parecía que iba a llover hoy también.

Hizo unos estiramientos breves en el parque, un entrenamiento interválico en las pistas de arena, algunos ejercicios de fuerza y resistencia... Disfrutaba del deporte. Le hacía sentir viva, recargaba de energía su cuerpo y su espíritu. De repente, pudo percibir en sus manos y cara unas gotas suaves comenzando a caer. La gente comenzó a correr, pero no por deporte, sino huyendo de la inminente lluvia. Se levantó el olor a ozono que precede al aguacero, la tierra comenzaba a devolver, agradecida, el calor acumulado en las aceras, ansiosa de su baño temporal y esporádico.

Comenzaron a asomar los primeros paraguas. Ella continuó con sus series. Le gustaba la sensación de las pequeñas gotas en su cara, el leve azote del viento comenzando a remover las copas de los árboles. La avenida se llenó de pitos de claxon de conductores/as apresurados/as para que no les cayera el chaparrón antes de llegar a casa, casi como si ese agua caída del cielo tuviera consigo algún tipo de maldición o veneno.

No entendía tanto desconcierto por apenas un poco de agua. La lluvia fue tornándose más intensa, así que hizo sus últimos estiramientos y emprendió el camino de vuelta a casa, disfrutando de esa ducha del cielo espontánea que verdeaba los campos y volvía a regar la tierra… Titilaban las gotas en las briznas de hierba, los perros se sacudían como podían haciendo su remolino habitual, y todos esquivaban, bajo las cornisas, a su modo, la llegada de la tormenta.

Cuando llegó a casa, vio que Elia aún no estaba. Aprovechó para darse una buena ducha caliente —delicia y pecado maravilloso de los días de invierno— antes de que ella llegara. Puso un poco de Miles Davis en su dispositivo, encendió un par de velas de té en el baño y disfrutó del sonido del agua cayendo por la cañería, del tacto de la esponja limpiando su cuerpo, del olor del champú frutal eco que Elia, su mujer, siempre compraba, y, por último, tras el breve instante de frío desde que se cierra la ducha hasta que se llega al hogar de los rizos suaves, se abrazó con la toalla caliente, mientras secaba cada una de las partes de su cuerpo. Apagó la música y pudo escuchar que ahora llovía más aún. Le parecía maravillosa esa cortina líquida que repiqueteaba contra el alféizar de la ventana y los cristales. Abrió un instante una de ellas, para disfrutar del olor, del sonido, del festín que se estaban dando los jardines frente a casa… Y cerró, para que no entrara demasiado frío. "Qué concierto de sensaciones", pensaba para sus adentros, mientras esbozaba una sonrisa de disfrute.

Comenzó a preparar la cena. Unas endivias con aceite de oliva, tomate rosa y orégano, un poco de hummus ecológico, algunas setas rehogadas con un ajito y cebolla roja, un pequeño bol de nueces y anacardos y algunos crudités de apio, zanahoria y calabacín. Le encantaba cocinar para ambas. Al cabo de unos minutos, sonó la cerradura de la puerta de la calle. Era Elia. Entró como una exhalación, un poco malhumorada:

—¡¡Maldita lluvia!! ¡Arjjj! Me he puesto perdida, vengo toda calada…

Un beso fugaz rozó los labios de Helena, que, viendo como venía, tan solo se limitó a sonreírle y sacarle una toalla para que pudiera secar su pelo. Durante un buen rato, Elia estuvo maldiciendo la lluvia, afirmando lo incómoda que era, pues mojaba la ropa, los zapatos, estropeaba el pelo… Helena tan solo la escuchaba, sin proferir palabra, pero atenta a las suyas… A Elia parecía como molestarle que a Helena no le importunara tanta agua, y preguntó:

—¿Qué?, ¿A ti no te molesta que llueva?

—¡Qué va, si a mí me limpió las deportivas, que aún tenían arcilla del otro día cuando estuve jugando al tenis con José! —soltó, esbozando una carcajada sin ironía.

Elia miró a los ojos de Helena un segundo en silencio. Al ver la situación, no pudo por menos que echarse a reír, dándose cuenta de que estaba enganchándose a una situación externa sin importancia. Comprendió que el día había sido duro en el trabajo, y que proyectó eso en las pobres gotas, que poca culpa tenían de su malestar y cansancio. La pequeña incomodidad del agua, una vez expresada y compartida desde el cariño con Helena, que siempre conseguía con humor y respeto hacerle ver otro punto de vista más sano y agradable para sí misma, se convirtió en nada.

Aquella noche hablaron y compartieron sobre las cosas rutinarias de la vida… Elia le contó de su día, Helena del suyo. Ese compartir bello que libera y abraza, abrió sus almas y sus cuerpos. Hicieron el amor despacio, como estaba cayendo la lluvia ahora, que seguía con su murmullo de calles desiertas y plantas agradecidas. Helena disfrutó del sonido del agua en la ventana, y Elia, por supuesto, también. Aquella noche las nubes mecieron su amor, mientras la gente, ahí abajo, continuaba maldiciendo la bendita lluvia que nos da la vida creyendo que es ella la que nos quita la paz y la comodidad, cuando eso lo hacen nuestras propias guerras…

OPUESTOS EN UNO

Se miraron a los ojos para reconocerse. El viento les preguntó:

—¿Quiénes sois?
—Yo soy una lluvia de estrellas —dijo ella.
—Yo, el sol —replicó él, escueto.

Ella se giró, sorprendida, y exclamó:

—Entonces, no podremos casarnos, porque somos diferentes, ¿No?

El sol se encogió de rayos, sin saber qué responder. El viento, entonces, intervino:

—Claro que sí, mis astros. ¿Acaso no son las estrellas luz, y el sol mismo, que es la luz más plena, una estrella? Estáis hechos del mismo material y os complementáis perfectamente:

Ella, una lluvia de estrellas.
Él, un sol encendido.
Ella, la luna tan bella.
Él, la luz hecha hilos.

Opuestos semejantes,
juntan luz y caminos,
tan luz los dos, vibrantes
    estrellas:
Ella, con sus luces de siglos,
él, con su calor y su entrega…

LA CAMPANA DE SAN MIGUEL

Érase una vez una campana. Era preciosa y sonaba con mucha armonía. Acompañaba las rutinas del pequeño barrio con su tintín, tantán. Todos los días, la campana acudía, sin falta, a su cita con las horas, anunciando a cada una de ellas aquello que fuera preciso. Llevaba allí sesenta años, encaramada en lo alto del campanario de la iglesia de san Miguel, en el barrio de siempre. Día tras día, las mismas horas, los mismos toques, rutina de sonido apenas rota por los tristes tañidos de los entierros o los fuegos y alegrada, sin duda, por los maravillosos días de boda, comunión y bautizo.

Llevaba así muchísimo tiempo, hasta que, un día, sesenta años después, se cansó de tocar. No sabía para qué servía tanto tañer, todos los días a las mismas horas. Tantán, tantán, la misa de ocho; tantán, tantán, el ángelus; tantán, tantán, las dos; tantán, tantán, la misa de la tarde. Y así hasta el infinito, allá, sola, en su espadaña blanca. Por lo que, sin previo aviso, un día cualquiera, a una hora cualquiera, decidió abandonar sus tañidos y cesar de sonar.

Pasaron tres días desde que la campana dejó de tocar su ritmo habitual. Se sentía feliz. Al fin se había liberado de su esclavitud vibratoria, de su rutina sin sentido, de tanto tantán, tantán. Sentía, en lo profundo de su hueco, alivio. Los meses iban transcurriendo —tres, para ser más exactas—, y, aunque a veces se aburría, prefería esa vida tranquila, sin horarios, a la guillotina del plañir constante.

Continuó avanzando el año. Limpiaba su badajo, el hueco donde antaño restallaran sus latidos, el eje que la hacía girar y que ahora utilizaba para columpiarse alegremente, liberada de su oficio habitual. Oteaba, a través de su agujero, el bello horizonte lleno de campos y montañas. A veces oía el griterío de las gentes del barrio, que le hacían gracia y entretenían a partes iguales. Mientras tanto, en el abismo en que otrora sonaran golpes, tan solo se oían ahora, de cuando en cuando, ecos del viento…

A medida que discurrieron los años, la campana comenzó a plantearse cuál era el sentido de ser una campana.

—¿Por qué ser una campana toda la vida? ¿Por qué no refundirme y transformarme en un hermoso coche para poder viajar por los paisajes, o en un objeto mucho más útil que una vieja campana, un puchero, por ejemplo? Aquí no sirvo para nada, ya ni para ruido valgo. Voy a pensarlo seriamente, quizá hable con la párroca y le pida mi carta de libertad total…

Al cabo de tres años, una mañana de domingo, vio aparecer, a lo lejos, allá por donde terminaba la Sierra del Amanecer, lo que parecía ser una columna de personas avanzando en dirección al barrio. Cada vez estaban más cerca de su casa, el campanario de la parroquia de san Miguel.

A medida que se aproximaban, pudo distinguir una pancarta donde se acertaba a leer: "Peregrinación para que arreglen la campana de san Miguel". Quedó atónita. Tanto que a punto estuvo de escapársele el badajo y dar un golpazo contra sus paredes, pero pudo evitarlo a tiempo, ya que hubiera sido un poco vergonzoso. ¿Que toda aquella gente venía por ella? ¡Debía de ser una broma!

Como un eco que se va acercando más y más, llegaron hasta donde estaba. Era toda una multitud, que venía con caras algo enfadadas y preocupadas. Cuando subieron al campanario, se dirigieron a ella directamente, a pesar de que la párroca intentaba disuadirles, temiendo que pudieran tirar abajo la espadaña entera y el campanario con ella. Abrió el diálogo una mujer:

—Querida campana, ¿Por qué ya no suenas?

—Estoy cansada —afirmó, sin más, la tañedora.

—Vaya —continuó la mujer, que parecía la líder del grupo—, sentimos mucho que estés así. Queremos contarte las consecuencias de que hayas dejado de sonar, querida amiga. ¿Sabes qué ha generado tu silencio?

—Imagino que paz y tranquilidad, menudo tintineo, si es que soy una pesada, lo sé, perdonadme —manifestó, con cierta tristeza.

—¡No!, ¡Para nada, todo lo contrario! Tu inactividad solo ha traído el caos a nuestras vidas, no te imaginas la cantidad de dificultades que nos ha generado tu falta. Mira, por tu ausencia el panadero llegó tarde a hacer el pan en la madrugada, se crearon colas interminables para comprarlo por la mañana; las personas mayores que gustan de rezar estaban desorientadas y no podían saber la hora que era ni el rezo que tocaba; quienes se quedaban sin batería en el móvil no sabían si era el momento de ir a recoger a sus polluelos al colegio o la guardería; las mozuelas y mozuelos perdían la noción de la hora de vuelta a casa porque no había nadie que se lo recordara; las personas que venían a misa tenían que preguntar todo el rato a otros la hora para no llegar tarde; y, por si fuera poco, encima murió una tía nuestra y nadie pudo venir a darnos el pésame porque ninguna campana tañó para avisarles. Y esto son solo algunas de las consecuencias que ha generado tu ausencia.

La campana escuchó con lágrimas en su eje. Nadie nunca le había hecho ver lo importante que era para la vida de quienes le rodeaban, y las palabras de aquella mujer tocaron su hueco metálico. La mujer prosiguió:

—Toca, querida campana, no dejes de tocar, que tu música ilumina la vida de aquellos que te rodeamos. Busquemos una solución para que puedas descansar de cuando en cuando. Por ejemplo, ¿Qué les parece a todas las personas que venimos hoy y a doña Marina, nuestra párroca, que pongamos otra campana más para que tú puedas descansar? Podríais tocar una semana cada una, por ejemplo…

Todas las presentes aclamaron con hurras:

—¡Bravo! ¡Es una idea brillante, Estrella! —le iba gritando la turba, incluida doña Marina, que asistía a la escena con algunas lágrimas de emoción bonita resbalando por su mejilla…

—Queridas amigas —tomó el sonido la campana—: No sabía, hasta hoy, lo importante que mi tañido podía ser para alguien. Con esto que me decís, entiendo cuál es mi esencia, para qué vine a esta parroquia de san Miguel, y veo que nací para sonar y que sonar, para mí, es una forma de soñar y acompañar la vida de otras personas.

Todo el mundo prorrumpió en aplausos. La campana, por su parte, comenzó a tocar, alegre, invitando a todas a dar saltos de júbilo, porque su campana, la de san Miguel, volvía a voltear y doblar con fuerza.

Aquella tarde —como pocas veces había sucedido—, del júbilo que supuso para toda la ciudad recuperar la campana de san Miguel, todas sus hermanas campanas sonaron al unísono, bailando por el aire y recordándole a su hermana que el sentido de su existencia era tan "solo" ese: seguir siendo una campana.

A partir de ese día, cuentan las gentes del barrio que tocaba puntualmente y con alegría todos los días de la semana que le correspondía —pues, como habían acordado, se puso otra campana para que pudieran descansar— y, mientras lo hacía, pensaba en tantas amigos y amigas que, gracias a ella, organizaban el ritmo de sus vidas. También cuentan que, de cuando en cuando, algún vecino se pasa a saludarla y le cuenta las confidencias de la vida del barrio y más allá: por quién tañó aquel día de luto, los nuevos nacimientos y las bodas por venir...

Aquella campana nunca más volvió a dudar de su ser campana, y nunca más volvió a sentirse cansada de tocar y tocar porque, ahora, ahora sí, su propia música tenía sentido para ella... Debajo de la espadaña, en el hueco que había entre las campanas y el frontispicio de la parroquia, pusieron esta letanía:

"Nunca sabemos a quién le puede servir nuestra música... Así que sigamos tocando, campanas del mundo...".

ESA VOZ

Hay una voz.
Una voz ahí dentro.
Callada, sutil.

Esa
que sabe lo que queremos.

Esa
que sabe lo que no.

Esa
que rechazamos.

Esa
que parece que no, pero sabemos.

Esa
que nos invita a salir de hogares turbios.

Esa
que nos llama a ir a algún lugar incómodo.

Esa,
en que se mezclan alegría y miedo.

Esa,
la que sabemos cierta.

Esa,
la que nos lleva a la paz.

Callamos sus palabras
con ruido y desconcierto.

Creemos que nos falta,
pero sólo nos falta fe para creernos.

Hay una voz.
Una voz, callada, ahí dentro.

Sutil, nos habla
de día, de noche, en el silencio.

Hay quien la llama esencia,
verdad, amor o calma
(la calma es la tranquilidad de alma).

Es cierta su presencia,
y es cierto que no hacemos
por oírla, por cuidarla…

¿Nos atreveremos?
¿Nos atreveremos a escucharla?

NO PUEDO DECIR SU NOMBRE

Relato publicado en el periódico "El País", junio de 2021

No puedo decir su nombre. Bueno, poder, sí puedo, pero no quiero. Le da urticaria. En un mundo donde todo es fama, nombre y cámaras, él quiere ser silencio. Pero yo no puedo callarme. Bueno, sí, pero no quiero. Le llamé el otro día. Hacía siglos que no hablábamos. Y, así, como quien no quiere la cosa, sin ningún alarde de protagonismo, como si un niño me contase que se ha comprado una bici nueva (con lo que le gustan a él las bicis), me cuenta que ha estado yendo de voluntario al Miguel Ángel, el hotel de lujo con *spa* que durante los peores días del coronavirus ha servido de cobijo para un buen número de personas. Y entonces, no puedo evitarlo, me lo puedo imaginar, porque le conozco un poco.

Sale de su casa, que está por el centro. Va solo, como tantas veces que sale a repartir mantas a los pobres que están durmiendo en los túneles de plaza España, como pude verle en Salamanca con mis propios ojos mientras le acompañaba. Madrid rezuma ruido y el silencio hace que las cosas más pequeñas suenen más grandes y que el graznido de cualquier pajarraco sea el único concierto. Madrid reposa sin reposo en las trincheras del hogar, donde el virus nos confina para aprender más de nosotros, de la vida, del tiempo y del cuidarnos. Camina por las calles desiertas de un Madrid poblado. El metro, desolado de silencios, lleva en sus bocas el grito callado de quien está perdiendo a alguien, de quien lo está sufriendo directamente y de todas las personas que están sosteniendo, de forma callada y anónima, como él, la Vida con mayúsculas.

Apenas un transbordo y una breve caminata le separan de lo que se va a encontrar. Siente un frío extraño por dentro. Él no puede permanecer en las trincheras, siempre fue soldado de dar un paso al frente y, en su alma, además del temblor, late el ansia de estar ahí para los demás. No sabe muy bien a qué va allí, el deseo le empuja, pero, por otro lado, sí sabe para qué va. Para estar, simplemente para estar. En un mundo donde todo se compra y cuesta algo, él abandona la calidez de su confortable hogar para dejarse bañar por la incomodidad de quienes están fatal. Y digo fatal porque mal es corto para expresar algo tan terrible. Estar con mayúsculas. Estar para el otro, sin más, sin recibir nada a cambio, pero recibiendo todo, porque somos las personas el regalo más preciado las unas para las otras.

No lleva nada. Apenas una libreta, un libro y un rosario en el bolsillo, por si acaso. Y, sin embargo, lleva lo único que precisa para hacer magia como solo él sabe hacerla: él mismo, su voz aterciopelada que tantas veces calmó mis prisas de joven por atrapar la vida, su amor por la humanidad y su fe, y, sobre todo, las ganas de estar ahí. En un mundo donde estamos en tantos sitios y en ninguno, él va "solamente" a estar ahí.

Las calles desiertas devuelven el eco de sus pasos mientras se va acercando al hotel reconvertido en hospital improvisado. Siente las llamas de un Madrid que arde en un fuego callado entre el estremecimiento y la herrumbre de las calles. La incertidumbre de saber qué encontrará le impulsa y le tiene aterida, a la vez, el alma.

Cuando llega, es el personal sanitario quien le recibe. Le estaban esperando. Le tienen preparado un equipo de protección individual para él. Mientras le ponen capas y más capas para protegerle —aunque se siente desnudo por dentro y no sabe qué le espera—, él no deja de tener mil sensaciones que se entremezclan, porque en esa mezcla entre la excitación, el dolor y la alegría tranquila sucede la vida. Cuando tiene su "disfraz", como él le llama, porque siempre fue muy de Chaplin, sobre todo de aquel discurso en *El último dictador*, es el mismo personal de enfermería quien le sugiere qué personas han pedido hablar con él.

Va pasando por las habitaciones. Solo dice: "Hola, soy sacerdote, ¿qué tal?", y todo lo demás nace solo. Esas personas, que contaban con la inestimable pero escasa compañía de las heroínas y héroes que son el personal sanitario porque estaban desbordados/as, entonces, sienten algo tan básico como es el contacto con otro humano y unas ganas, y una escucha. Horas, minutos, que, siendo nada en tiempo, son todo en el idioma de la vida.

De todas las historias, que darían pie para mil libros, porque así es el tesoro de la vida de cada persona, me rescata una: la de aquel hombre de Sudamérica, padre de familia que, tras hablarle de su mujer e hijas, con lágrimas en los ojos, le decía, con alegría, que había vuelto a nacer tras haber estado inconsciente un tiempo. Mientras se lo cuenta, se pone de pie, casi a modo de ritual, y le dice, con la algarabía del que ha aprendido a montar en bici por primera vez: "Mira, tengo piernas, puedo andar. He vuelto a nacer. Bendito seas". Y él, testigo presente y casi mudo del milagro, siente que se le escarapela el alma, al ver que, en medio de la tormenta, el alma de la gente amanece como puede en cada día siendo sol hasta para la noche más negra.

Tras varias horas de escucha incansable, de nuevo el rito, pero al revés, del desprotegerse. Está como fuera de sí, conviviendo con la extrañeza de lo nuevo, pero con los ecos aún de las duras historias resonándole en los oídos y en el pecho, asombrado de que le cuenten y se abran a él. Él, al que ni siquiera conocen, un humano más que ha sentido una llamada distinta.

Él, un él anónimo, pero con rostro concreto y nombre, no defiende una fe, ni una bandera. Solo la vive. Él, ese él que podríamos ser cualquiera de nosotros/as, pero que es él, también está temblando por dentro, y, en esa escucha de dolor, siente que recupera su propia alma, como siempre ha hecho. Él no es el reflejo de un algo vacío. Él, a la energía que le impulsa y que otros llaman Universo, Mahoma o Buda, le llama Dios. Es un fraile, desnudo de alma, vestido con ropas normales y, con ese apenas nada, nos está hablando de la grandeza del ser humano. Casi al estilo de Viktor Frankl en aquella trinchera del campo de concentración, donde, mientras cavaban, vio a su mujer en el montículo del hoyo que hacían, hecha pájaro cantándole, él se hacía pájaro, esperanza, abrigo, brisa, y noche para las estrellas que le regalaban la historia de sus vidas. Su voz no eran palabras. Su voz era el silencio; sus odres, sus oídos, su mirada, sus ojos, a través de los cuales atisbaba, por encima del mar de mascarillas, las almas de todas esas personas que estaban atravesando la oscuridad del dolor y que, a pesar de ello, le hablaban de que habían renacido, que tenían piernas, que se les había dibujado lo esencial ante sus ojos: el valor de las cosas sencillas y ordinarias, lo ordinariamente extraordinario.

Mientras se vuelve a casa, en un taxi porque ya no hay metro que le lleve a su hogar de ahora, vuelve a darse cuenta, una vez más, de que siempre el virus de la vida, del amor y de la escucha tiene más fuerza que el del odio, y cuán necesario es rescatar al desamor del desamor, especialmente el que sentimos por nosotros mismos, y qué regalo y sorpresa es cada otro que el camino nos regala, y en el que él ve el rostro de Dios, que, quizá, no sea más que el nombre común de la suma de las almas de todos los/as hermanos/as que conformamos la Humanidad.

Se acuesta. Y en el firmamento de sus ojos llenos de lágrimas por el dolor recogido y el agradecimiento por haber podido acompañarles, solo puede sentir el privilegio de estar vivo y de poder seguir, de forma anónima, hasta el último de sus días, siendo oído, escucha, mano, amigo, abrazo, y qué más da el hábito que lleve cada cual, si al final, cuando esto pase, como decía el padre del *zazen* en Japón, Dogen, sólo nos quedará, en la soledad de nuestro lecho, el fruto de nuestras obras. El sueño le sorprenderá despierto, soldado de primera línea en cada batalla que la vida pida, ahora en un Madrid desierto, en cuyo silencio resuena, también, además del dolor, la historia de este hombre que dice que lo único que tiene es su pobreza.

Y yo, que le conozco y no quiero callar, aunque su nombre calle, escribo esto, con el alma en las letras, porque, como él me dijo una vez, ya hay muchos dedos señalando a la oscuridad y me parece que es importante que esta historia se sepa, aunque sea de manera anónima, porque las personas somos ecos y él, para mí, es el eco de la humanidad que necesitamos escuchar, y no otras voces que dividen y palmean.

Él, un fraile que huye de los aplausos, hoy nos da ejemplo de vida, y de Vida con mayúsculas. Y por eso escribo su historia. Para que, leyéndola, muchos sean inspirados. Gracias. A todos/as por resistir en la trinchera que nos haya tocado, a todos/as quienes habéis sostenido el mundo mientras no podíamos, y a ti, frailecillo anónimo que, como aquel que tanto te encanta, desde la celda más oscura, escribiste la luz con tu silencio. Por tantas cosas, te amo…

LA ENTRENADORA DE FÚTBOL

A Berna le encantaba el fútbol. Desde que tenía uso de memoria, creció con un balón entre los pies. No sabía por qué, ni de dónde le venía aquella pasión por el deporte al que llaman "rey", porque en su casa a nadie le gustaba, ni siquiera lo veían. Cada vez que tenía una oportunidad y bajaban al parque, agarraba su balón blanco y azul para hacer toques, controles, ensayar regates...

Mientras fue creciendo, su pasión por esta disciplina deportiva fue en aumento. Veía vídeos de futbolistas famosas, Alexia Putellas era su referente, varias veces balón de oro. Cuando cumplió seis años, tuvo claro lo que quería pedirle a mamá y a papá: quería entrar en un equipo de fútbol profesional. Así lo hicieron, para gran alegría de la joven Berna.

El equipo tenía una entrenadora magnífica, se llamaba Paula. Les corregía con cariño y con firmeza a la vez. Entrenaban tres días a la semana en el *Sororidad F.C.*, un equipo que estaba en segunda división femenina y cuidaba mucho las categorías inferiores. ¡Cuánto disfrutaba nuestra amiga aquellos entrenamientos...!

Berna se esforzaba mucho. Corría todo lo que podía, a veces hasta el punto de ir un poco aturullada a la pelota. Iba tan rápido que se liaba con las piernas a la hora de hacer los regates, dejándose, en ocasiones, el balón atrás. Su entrenadora no le decía nada, pero sabía que era algo que le causaba dificultad. Aun así, ella seguía y seguía entrenando...

Pasaron seis años entrenando juntas al lado del resto del equipo. Berna ya había aprendido las nociones básicas del deporte, pero, con doce años, aún seguía pecando de exceso de descontrol motor en las piernas y de mucha precipitación a la hora de distribuir el balón.

La ya adolescente sintió que era el momento de tener una charla con su *coach*. Al término de un entrenamiento, le pidió hablar cinco minutos, y le dijo:

—Pau, no lo entiendo. Hago bien los regates hasta la primera mitad del campo. Domino el *tackle* en defensa, la visión de juego en el centro del terreno de juego, el desmarque, la triangulación, la presión tras pérdida en campo rival y el apoyo al resto del equipo, pero, cuando llego a la zona de ataque, especialmente en la velocidad de los contragolpes, me aturullo, me hago un lío, me pongo nerviosa. Creo que, si me esforzara más, jugaría mejor y metería más goles.

La entrenadora, que llevaba años esperando tener aquella conversación con ella, la miró con cariño y cogió el balón que llevaba Berna entre las manos. Sin mediar palabra, lo echó al suelo y, como nunca la habían visto sus pupilas (aunque sabían que había sido Campeona de Europa sub-19), arrancó a correr desde el centro del campo hacia la portería que se hallaba más lejos de ambas mujeres. Corría con una gracia increíble, ante la atenta y atónita mirada de su pupila. Conducía el balón con su pierna derecha, dándole leves toques con el exterior mientras avanzaba hacia el rectángulo de cal. Se asomó al balcón del área, y, con una facilidad pasmosa, en un nanosegundo, detuvo en seco su carrera y levantó la cabeza para mirar a su alrededor. Con mucha parsimonia, elevó el balón con los pies y empezó a hacer toques de control con él. Tras varios, de un patadón mandó el balón a fuera de banda, cerca de donde estaba Berna.

Regresó donde estaba la jugadora que jugaba en la demarcación de mediapunta. Al llegar a su altura, le sonrió y le dijo:

—Si pararas más para ver a tus compañeras y disfrutaras del juego, mejoraría tu rendimiento y te importaría el equipo… El gol es solo la consecuencia del trabajo colectivo, mi querida jugadora.

Berna no dijo nada. Aquel día, quizá, había aprendido la lección y el regate más importante en el fútbol: el que se hace al propio ego…

QUERIDO PABLO: UN CORTO SOBRE EL AMOR

Hace muchos años, tuve la suerte de poder trabajar durante bastante tiempo como animador sociocultural en un centro de personas mayores. Allí, en colaboración con muchas de ellas y ellos, escribí y creamos este cortometraje, así que esta historia es para ver... Habla de cuando las cosas comienzan a olvidarse. Se olvidan los detalles, la comida del día de hoy, pero, de las cosas que más tardan en perderse, es el recuerdo del amor... Ruego disculpen la publicidad, no tiene nada que ver con esta publicación, pues mi persona no tiene ninguna vinculación ya con dicha empresa...

Identifica el QR y goza de este corto de siete minutos...

Pd: ¡¡¡Gracias, Cris y familia!!!!! y gracias a *Mundomayor*, propietario actual del corto junto con el susodicho centro.

KIKIRIKIIIIII

Había tenido un mal día. El metro, por culpa de la lluvia, había llegado con retraso a todos lados. En el trabajo se sucedían las movidas. Y, por si fuera poco, tenía como un runrún de fondo por ciertas desavenencias con su pareja, con la que aún no convivía. Reventada, llegó a casa, tiró el bolso en la silla del escritorio y dejó caer su cuerpo rendido en el sofá, que la abrazó con mimo.

La paz duró exactamente siete segundos, que fue el tiempo que tardó su teléfono en sonar. Era Lisa, su gran amiga de México. Comenzaron a conversar y conversar. Aunque Nadia no tenía muchas ganas de charla, siguió —por educación y con una cara de medio zombi— la conversación. Lisa estaba con su hijo Quique, de cuatro años, al que se oía de fondo jugar y hablar de planetas y dinosaurios.

En un momento dado, el pequeñajo se metió por medio de la conversación con su madre:

—¿Con quién hablas, Ma? —dijo, con voz dulce y graciosa.
—Con Nadia, cariño —le contestó su madre.
—¿Otra vez?, ¿Y por qué no la veo? —siguió el niño.
—Porque estoy hablando con ella sólo por voz, no por videollamada, hijo.
—¿Y puedo hablarle? —dijo Quique.
—Claro, espera que pongo el altavoz.

En ese momento, Nadia, que no tenía muchas ganas de conversación, como si alguien le hubiera metido un *software* nuevo, saludó a Quique haciendo voz como de extraterrestre venida de Marte. Al enano le hacía tanta gracia que, cuando acababa, le decía:

—Nadia, ¡Otra vez! —y así hasta el infinito.

Cuando la mujer recién aterrizada en el sofá consideró que ya valía del juego por ahora, continuó, divertida, haciéndose la dormida. De repente, empezó a emitir ronquidos muy fuertes por el auricular, para que se le pudiera oír nítidamente. Lisa le decía al niño:

—*Qui*, ¿Qué le pasó a Nadia?, ¿se quedó dormida?

Y, de repente, al pequeñín se le ocurre la idea del día, y comienza a gritar a voz en cuello como si fuera un gallo:

—¡¡¡Kikirikíiiiiiiii…, Kikirikíiii…!!! —gritaba, sin parar.

A Nadia le dio tal ataque de risa ante la agudeza de aquel niño de cuatro años que se le pasaron el cansancio y la apatía de querer hablar de golpe. Como suele suceder con los peques, al cabo de un rato se le fue la fiebre de la gracia y se marchó sin decir ni adiós a jugar a otra cosa. Ambas mujeres rieron la ocurrencia del polluelo de Lisa, alabando el ingenio de un niño tan pequeño. Charlaron aún durante un rato más sobre cómo les iban las vidas. Su amiga de México, en un momento dado, le dijo que tenía que ir a por unas plantas que tenía encargadas —era muy fan de ellas, su casa parecía una selva—, así que se despidieron, entretenidas por la comedia del renacuajo.

Aquella tarde, bastó la sonrisa de un niño, su creatividad y capacidad de juego, para amanecer de su letargo, para despertarle de su "mal día" con un alegre "kikirikí", como si fuera una campana de consciencia o un mantra revelador que le invitaba a relativizar las cosas que no son importantes en la vida y a, por supuesto, dibujar una sonrisa en sus labios al recordar la dulzura de aquel pequeñajo pidiendo a gritos y risas a borbotones que le hiciera de marcianito otra vez y se durmiera para poder volver a cantarle el *kikirikíiiiiii…*

TESOROS DE CIUDAD

Esta es una historia poco común. Habla de un hombre y un niño. Él podría ser su padre, pero no lo fue; él podría ser su hijo, pero tampoco, y, sin embargo, él le dio un poco a luz, el otro, un mucho, se dejó nacer.

Todo comenzó siendo Marcos muy chiquitito, con apenas cinco años. Su mamá y él dejaron la casa en la que vivían papá y ella y se fueron a vivir con otro hombre al que el pequeño desconocía. Al principio, le pareció un poco severo, pues Juan era un señor con muchos valores y principios que sabía también marcar límites.

Aquella persona le enseñó muchas cosas a Marcos: a lavar su ropa a mano, a hacer jabón artesanal en casa con el aceite usado de la churrería de la esquina, a barrer y fregar, a tener un tiempo para el estudio... Sin duda, aportó muchas cosas a Marcos. A él, de entre todo lo que hacían, lo que más le gustaba era ir a buscar tesoros por la ciudad. ¿Cuáles eran esos tesoros? Prestad mucha atención y lo sabréis.

Un sábado cualquiera, a una hora más o menos temprana, ambos salían de casa con un carro fabricado con las propias manos de Juan. Estaba hecho con hierros de travesaños de camas, chapas viejas, ruedas desgastadas, tornillos recogidos de aquí y de allá... Era grande, a modo de recipiente, aproximadamente de un metro cuadrado. Estaba tan bien hecho que tenía asas para poder empujarlo. Rodaba sobre antiguas ruedas de carretilla o de pequeños motocarros.

La rutina era siempre igual, con algunas variantes. Se comenzaba por el contenedor que estaba al lado de casa. Con un gancho —también fabricado por él— y con guantes, iba picando las bolsas, una por una. Buscaban cualquier cosa de valor que se pudiera vender, usar o comer. Sería infinito enumerar la cantidad de cosas que se encontraban: juguetes, ropa, utensilios para casa nuevos e incluso a veces precintados, comida sin desembalar y no caducada en sus recipientes, metales, joyas, libros…

A Marcos, tan niño, aunque le gustaba hacer eso, también le daba un poco de vergüenza ir por ahí, como si fueran pobres —de hecho, lo eran—. Juan le notaba la vergüenza y le decía:

— Marcos, no estamos robando. Todo esto está tirado en la basura, y solo lo utilizamos para vender o consumir aquello que realmente está bien y sirve.

Aunque no hacía que se le pasara la vergüenza, de algún modo, le apoyaba. A veces la ruta era más específica. Con su carro, tomaban el camino que conducía al cerro del pueblo, allí donde la gente y las fábricas cercanas tiraban, de manera ilegal, bastantes residuos, especialmente de tipo metálico. Tras acumular cobre —que tenían que pelar de los cables con alicates o tijeras—, plomo, hierro y otros, se dirigían a la chatarrería, donde vendían cada uno de ellos por un precio el kilo. A Marcos le sorprendía la gran cantidad de cachivaches que se acumulaba en aquel lugar y el olor metálico tan característico que allí había.

De algún modo extraño, todo aquello le hacía sentir bien al terminar, como realizado. Cuando llegaban a casa, era el momento, antes de lavarse, de clasificar todos los tesoros del "*corteinglé*", como su madre llamaba a la basura para evitar decir basura… Era excitante clasificar, ver si todo estaba como se lo habían encontrado, si realmente merecía la pena usarse o venderse… Aprendió mucho de todo aquello. Con lo que él y Marcos encontraban y su madre traía de las charcuterías, donde pedía que le dieran los restos de los embutidos que sobraban y no se podían vender al público, hacían, muchos fines de semana, sopas y pasta, muy del gusto de los tres.

Pasado algún tiempo, Juan y la mamá de Marcos murieron, y Marcos se hizo adulto. Ya no buscaba en la basura, pero, una noche, antes de los días de Navidad, decidió que quería comenzar a poner el árbol para las fiestas en casa, pero sin gastar dinero en comprarlo. Tras la cena, salió a dar un paseo al perro distraídamente, sin poner atención en nada en particular. Casi llegando al portal, junto a uno de los contenedores, vio una caja grande con un rótulo que decía: "*Elcorteinglé*". Con curiosidad, se acercó y, por la foto que aparecía en la tapa de la misma, se vislumbraba, en la oscuridad, lo que parecía ser un árbol de Navidad. "¡No! ¿Cómo iba a ser?" —se decía, sorprendido. "Y encima en una caja del `corteinglé´... Seguro que está vacía...".

Pero no. No lo estaba. Al abrir la caja, apareció un árbol de Navidad hecho de plástico que se veía bastante nuevo, limpio y desmontado... No se lo podía creer. ¿Realmente Juan y su madre estaban haciendo aquella magia? Subió a casa emocionado, sacó y montó el árbol para comprobar que estaba completo y limpiarlo. No le faltaba ninguna pieza, así que, al día siguiente, comenzó a decorarlo, y, desde aquel día, ese es su árbol de Navidad todos los años...

Esta historia me la contó mi amigo Marcos y es completamente real. De cuando en cuando —me confesó—, sale, a escondidas, por las noches, a buscar en la basura, no tanto para encontrar esos tesoros que la ciudad desprecia, sino porque ahí, entre los contenedores, de alguna manera, se encuentra con aquel hombre que no fue su padre, pero ejerció como tal, y con aquella mujer, que fue la fundadora del "*corteinglé*", su madre. Incluso cuenta que, una noche, también dando un paseo, encontró a un muchacho borracho casi inconsciente y sin ropa ni documentación. Me decía que empezó a llover y que quiso encontrar algo de abrigo para él pero que, al encontrarse lejos de casa, no era viable, así que decidió buscar en los alrededores algunas tolvas de obra. Milagrosamente, en la primera que encontró —y esto es verídico—, halló un abrigo y una manta tirados. La ciudad esconde tesoros con significados y valores extraños, y esta historia de Marcos, aunque no sea nada habitual, confirma, de manera rotunda, que la magia existe, y que las flores, para crecer, precisan del lodo…

HAVAUK, LA ESTRELLA OCULTA

Esta es la historia de Havauk, una estrella que no quería brillar. No es que no brillara, es que ocultaba su luz. No sabía por qué, de alguna extraña manera, se sentía más cómoda ocultando su luz tras sus hermanas estelares que mostrando la suya propia. Se consideraba pequeña, insignificante. En medio de aquellas otras gigantes, se veía enana. Cada vez que había una reunión de galaxias para debatir los temas más importantes que les atañían, y donde cada cual tenía un voto para decidir, ella nunca hablaba, y se abstenía, tan solo por no tener que tomar la palabra…

Pero esta historia comenzó diciendo que no quería brillar. En realidad, lo que pasa es que no sabía cómo hacerlo.

Cómo, si se sentía pequeña…
Cómo, si no creía tener lo necesario…
Cómo, si siempre estaba admirando a las demás…
Cómo, si no sabía por dónde empezar…
Cómo, si aún no había encontrado dónde brillar…
Cómo, si tenía miedo… hasta de su propia luz…
Cómo, si se sentía invisible…
Cómo, si no confiaba en ella…

En cierta ocasión, hubo un eclipse total de sol en su galaxia que duró, de manera inesperada, mil años,   —que en el cielo, ya sabéis, eso apenas es un suspiro—. Todo quedó a oscuras en su pequeña galaxia. Aunque todos los astros con luz propia emitían su única señal luminosa, las estrellas más ancianas, ya apagándose, tenían miedo de poder colisionar —durante este tiempo donde no veían tanto— con algún meteorito o lluvia de rocas estelares y desaparecer antes de tiempo, así que, con su voz de siglos, comenzaron a comunicarse unas ancianas con otras:

—Hermanas, necesitamos hacer algo. Tanto tiempo de oscuridad nos tiene angustiadas, no sabemos en qué momento podemos tener una desgracia, hemos de hablar con nuestra Hermana Mayor, Casiopea, para que ella tome una decisión.

Tras escuchar su petición, Casiopea, que acababa de ser elegida para representar al Consejo de Estrellas, decidió buscar a la más joven de aquella galaxia —que, como muy bien estaréis sospechando, era Havauk— para que sirviese de apoyo y faro en esta labor de alumbrar girando y así se pudiera ver en todas direcciones, uniéndose a otras cuantas estrellas gigantes para que sus Ancianas y el resto de la comunidad pudieran estar más tranquilas. Así que, sin más dilación, montó en un cometa brillante y bajó cuando estuvo a la altura de la estrella que se ocultaba.

Cuando nuestra enana azul escuchó la misión que Casiopea y sus hermanas estaban pensando en encomendarla, la pequeña estrella se negó, diciendo:

—Estimada Hermana Mayor, con todo el respeto, lo siento, pero no puedo desempeñar esa labor, no puedo asumir esa responsabilidad, es demasiado para mí…

—¿Por qué crees eso, Havauk, hermana?

—Pues porque yo nunca he iluminado. Llevo toda la vida escondiendo mi brillo detrás del de otras hermanas que creo ser más fuertes y luminosas que yo… No estoy preparada para alumbrar toda nuestra galaxia, Casio… —respondió.

—Querida hermana Havauk: no hay luz pequeña en el Universo, y tú te estás haciendo más enana de lo que tu nombre dice. Cada una de nosotras tenemos nuestro sitio e importancia. Nadie sobra, nadie estorba, todas aportamos, desde la estrella más pequeña al sol más grande... La Inteligencia que ordena el Cosmos nos ha puesto aquí por un motivo, y, desde luego, ese motivo no es ocultar nuestra luz... Creo que esta misión es una oportunidad para permitirnos al resto del Universo verte, reconocerte. Muéstrate sin miedo, danza con tu luz por entre nuestros cuerpos celestes, regálanos tu risa, tu voz, porque, en tu propia forma única, puedes iluminar no solo esta galaxia, sino el corazón de tantas personas, allá abajo, en la Tierra, y ser amada por ti, por nosotras y por cada ser humano/a que allí habita... Comienza tu labor poco a poco, ve ganando aplomo. Confía, no estás sola, todas las constelaciones estamos aquí para apoyarte, y verás cómo puedes hacer esto y brillar cuanto quieras y te permitas... Permítenos ver tu brillo, por favor, no nos niegues el disfrute de tu ser y esencia, hermana...

A Havauk se le escaparon a modo de lágrimas dos briznas de polvo de estrella, y, dándole las gracias, en ese mismo instante, comenzó su labor. Hizo pequeños caminos de rocas estelares que pudieran conducir, mientras duraba el eclipse, su luz y el de otras gigantes (a las que había pedido apoyo) hasta las estrellas más ancianas, de modo que, si aparecía un cometa imprevisto u otro objeto, ellas pudieran detectarlo y apartarse...

Cuando hubo terminado el eclipse, que duró más de lo previsto, todas sus hermanas, las ancianas y las jóvenes, reconocieron su talento y su brillo hermoso, y le dieron las gracias por haberles permitido ver algo de su esencia luminosa. A partir de entonces, Havauk brilla alto en el cielo y, en las mañanas claras, justo cuando despunta el alba, mucho más abajo del lucero de la mañana a la izquierda, puede verse a una estrella enana azul dando brincos, cantando y bailando, dones que descubrió miles de siglos después de permitirse, por fin, con el apoyo de sus Hermanas las Ancianas y Casiopea, brillar...

APRENDER DE OÍDAS

Desde que nacemos hasta que continuamos tras nuestra muerte, estamos aprendiendo de miles de maneras. Aprendemos de nuestra familia, de nuestros amigos, de las películas y lecturas que vemos… Aprender es un mucho como plantar semillas y cuidar un jardín. Así que todo es agua, y no toda agua es válida (ni en calidad ni en cantidad) para cada planta-persona. Una de las teorías que, como educador social, siempre me ha gustado más, por el impacto que tiene en nuestras vidas, es la del aprendizaje social formulado por el psicólogo Vygotsky.

L. S. Vygotsky fue uno de los primeros en formular para la pedagogía la teoría del aprendizaje vicario o aprendizaje por modelado. Según expone su trabajo, aprendemos en colaboración con nuestro contexto, que es crucial para el propio desarrollo como seres humanos/as. Por ejemplo, si hemos visto a una persona de referencia cuando éramos niñas/os hacer alguna cosa de una determinada manera —sobre todo si esa acción va acompaña de una instrucción verbal—, lo más probable es que lo hagamos de ese mismo modo, como el caldo que haces como tu padre "porque él lo hace así", casi de manera inconsciente, sin plantearte por qué.

Este tipo de aprendizaje sigue hoy más vigente que nunca, aunque a veces lo olvidamos. Pudiera parecer que, en una cultura de la imagen, es ésta la que más influye, y es verdad, pero estamos dejando un poco de lado aquello que escuchamos, que —también, por supuesto— es una semilla en nuestra vida.

En la era de las pantallas, aquella cultura de la escucha de nuestros mayores, de los relatos contados a fuego lento frente a una chimenea, parece que se va perdiendo. Ahora, las historias las cuentan las televisiones encendidas, el *streaming,* o cualquiera de las plataformas de visionado de vídeo que existen, una luz bien diferente de la de aquellas ascuas.

Así que aprender "de oídas" parece que lo estamos perdiendo. Pero no, porque todos esos vídeos, todas esas charlas, todos esos otros conatos de chimenea con que entretenemos a veces nuestras ansiedades y evitamos abrazar nuestras soledades y tristezas, también vienen con un mensaje de oídas.

Hoy, cada vez más, en la era de internet, somos receptores/as de miles de mensajes e historias, muchas de ellas no contadas por nuestras/os mayores, sino determinadas por un algoritmo invisible pero cierto. Esta historia, esta pequeña historia, es solo un reflejo de la importancia que tiene este aprendizaje en nuestra existencia…

Río y yo estábamos jugando al fútbol. Él estaba, como siempre, emocionado, correteando detrás de la pelota de goma, gritando y dando patadas a la esfera de plástico como si no hubiera un mañana. Le encanta jugar al fútbol, montar en bici, y, si además es con alguien de su familia a quienes nos ama, es que se lo goza.

A todo esto, hay que decir que Río, mi sobrino, tiene cuatro años. Es un niño precioso que vive todo de forma intensa, como todos los/as peques de la tierra. Con esa capacidad de olvido que solo los/as niños/as nos enseñan y con esa misma capacidad de disfrute de cada pequeño detalle del día a día, tanto para lo doloroso como para lo maravilloso.

En esas estábamos jugando los dos cuando, de imprevisto, dos amigos más mayores de la urbanización donde vive, preguntaron si podían jugar. A pesar de que le sacaban dos cabezas a mi sobrino, él empezó a organizarlos:

—¡Vale! Martín, tú juegas de portero. Edu, tú de jugador conmigo. Tío, tú vas solo —dijo, con soltura.

Yo solo podía sonreír al ver la escena. Los otros niños obedecieron un poco a regañadientes, viendo cómo aquel renacuajo los ponía en orden. Como sucede con todos los seres humanos de corta edad —y con los de larga, da igual cuál sea—, siempre estamos aprendiendo, y, en estos momentos de la infancia, hay aprendizajes que son cruciales, especialmente los de los valores de respeto propio y ajeno, el de sostener la propia responsabilidad, etc., así que fui viendo, mientras le dábamos golpes a la pelota, cómo iba discurriendo todo.

Los dos niños mayores no parecían muy satisfechos con el desarrollo del juego, sobre todo porque Río "barría un poco para casa", cosa que conmigo no importaba, pero con otros niños sí generaba conflicto, así que, como suele suceder en muchos casos, se armó un pequeño alboroto. El asunto era muy importante, nada más y nada menos que quién debía ponerse de portero, cómo distribuir esa tarea y, sobre todo, quién iba a hacer siempre, tras un gol, el saque inicial. Les dejé que debatieran, para ver hacia dónde se dirigían ellos mismos. Al ver que no llegaban a buen puerto, tras un rato, les propuse:

- Oíd, ¿Y por qué no lo hacéis por turnos? Podéis empezar echando a suertes quién empieza, establecéis unos turnos y así es más fácil, ¿Cómo lo veis?

Les pareció buena idea, sobre todo a Río, que me miraba con ese orgullo con el que nos miran los/as niños/as cuando nos quieren y nos admiran. El juego prosiguió sin mayor incidente de esta manera —hay que decir que les cuesta eso de respetar el turno, pero, cuando cogen la dinámica, todo fluye.

Mi hermana, que estaba por allí con Marcela y mi otro hermano David (pues un cuñado es un hermano también), me llamó para comentarme algo y ya me quedé con los adultos. Mientras hablábamos, sin quitar ojo a los peques, vi cómo Río se entregaba al juego con los mayores. No le importaba la edad, pero, la verdad, es que los otros dos niños le pegaban muy fuerte al balón.

Sin alarmarlo, tan solo para que él tomara conciencia de la situación, y en un momento en que el balón se fue lejos, me acerqué a él y le dije:

—Mi amor, cuando juegues de portero, especialmente con los niños más mayores, pon las manos así, con las palmas hacia afuera, cuando vayan a disparar con el balón, ¿De acuerdo? De esta manera, si el balón va a la cara, te podrás proteger.

Acompañé la propuesta de un pequeño gesto para que pudiera ver una posible forma de hacerlo.

—¡Vale, tío! —contestó, con rapidez, para volver al juego.

Me uní de nuevo al grupo de adultos de la familia y amigas de la urbanización. En un momento dado, me giré, y vi que Río estaba de portero. No pude resistir la tentación de esbozar una sonrisa divertida y orgullosa cuando, al ver cómo iba a disparar el amiguito de la *urba*, Río puso sus manos delante de su cara, con valentía, para parar el balón y —pensé yo—protegerse de un balonazo.

Se lo comenté a mi hermana, que, sonriendo orgullosa, dijo:

—Claro, se lo ha dicho su tío. Él te adora.
—Y yo a él —le respondí.

De oídas, aprendemos tantas cosas sin darnos cuenta…
De oídas en el vientre recibimos voces, cantos.
De oídas en el seno materno oímos el primer "te quiero".
De oídas en el vientre serenamos nuestro llanto.
De oídas nuestros padres adivinan qué queremos.

De oídas, cuando niños, aprendemos amor o guerra en
las palabras.
De oídas, cuando adolescentes, aprendemos a mirarnos.
De oídas, cuando adultos, aprendemos a amarnos.
De oídas, cuando mayores, a los otros nos contamos.
De oídas, tras marcharnos, aprendemos a recordarnos.
Y de oídas, en todo tiempo,
hacemos de la voz una música agradable,
un aprendizaje positivo
o un estruendo.
Y, todo eso, de oídas…

ESPIRITUALIDAD

Cuando la Maestra entró en la sala del compartir, encontró a sus discípulas en medio de una discusión un tanto acalorada. Al verla entrar, bajaron un poco el tono hasta que se hizo el silencio.

—¿Cuál es el motivo de vuestra conversación? —dijo con voz pausada y dulcemente la Hermana Mayor.

—Maestra —tomó la palabra una de sus discípulas—, estamos diciendo qué es para cada una de nosotras espiritualidad, pero no nos ponemos de acuerdo. Unas dicen que, según los mensajes provenientes de Orión y las Pléyades, la espiritualidad es la perfecta armonía de cuerpo, mente, emoción y espíritu en la gran "sopa cósmica"; otras, la correcta y completa visión y atención plena; por su parte, otras hermanas creen que la espiritualidad es un conjunto de prácticas que conducen a ser mejor persona desde la interioridad, y así estamos; cada una tiene su propia idea y vivencia…

—Y tú, querida hermana, ¿Qué dices que es la espiritualidad para ti? —preguntó la Maestra.

—La verdad… No tengo ni idea —respondió la joven discípula.

—Eso es bueno. Entonces, estás en el buen camino para saber y vivir qué es la espiritualidad.

—Sí, Maestra —intervino otra seguidora—, pero, ¿Cuál es la práctica verdaderamente fundamental para ser un ser espiritual?: ¿Meditar muchas horas y ser conscientes de la respiración?; ¿El completo autodominio de sí misma?; ¿La compasión?; ¿Qué?

La Maestra guardó silencio un momento, mirando a sus jóvenes discípulas a los ojos. Tras un instante más, en una tensión que cortaba el ambiente porque todas deseaban que les diera la razón, la Maestra dijo con cara alegre:

—Sonreír. Ser amable con nosotras mismas, con cada hermana y cada ser que habita esta tierra. Esa es la verdadera espiritualidad, queridas hermanas. Todo lo demás son ayudas también, pero, sin la sonrisa, esas prácticas están vacías…

El grupo de discípulas se quedó callado. No esperaban esa respuesta. Después de esas palabras, la campana de consciencia tocó a silencio mayor, lo que significaba que había terminado la práctica del compartir y que, tras la meditación de la noche, cada cual se retiraría a su dormitorio hasta el día siguiente. En el fondo de su alma, sabían que la Maestra les había dado un regalo para su vida. Tras la meditación en silencio, todas se recogieron. Tenían mucho para reflexionar aquella noche, y no era sobre Pléyades ni oráculos. Era sobre sonreír…

UN ESFUERZO ABSOLUTO...

Era un trabajo de apoyo económico para realizar mis estudios tras haber terminado la Filosofía. Lo compaginaba con otro, dar clases de guitarra en un colegio y una residencia universitaria, tras haber dejado el de teleoperador porque no estaba de acuerdo con la política de aquella empresa, que nos hacía mentir, a sabiendas de que engañábamos a los/as clientes/as.

Estaba emocionado el primer día que fui al colegio. La información que tenía era la cantidad ínfima de sueldo que iba a cobrar y también que compartiría la labor de intervenir con los niños con otra persona, un chico, de nombre Fede, familiar de algún profe del centro. El grupo de chavales tenía entre los diez u once años, y estaba integrado por ocho jugadores de campo más un portero.

Cuando llegué, ya estaban tocando balón sobre la pista de fútbol sala. Divisé, a lo lejos, a un chaval de espaldas con el pelo negro rizado que daba voces a los muchachos. Supuse que era Fede. Me acerqué, le tendí la mano y le dije:

—Hola, buenas tardes, ¿Qué tal? Soy Dani, el otro entrenador de fútbol sala de los alevines del colegio, supongo que tú debes de ser Fede, ¿Verdad?

—Sí, soy yo. Encantado, Dani. Venga, vamos a presentarnos y ponerlos a calentar para empezar a jugar —contestó sin demasiado entusiasmo.

—De acuerdo, venga, vamos, tengo muchísimas ganas —repliqué, emocionado.

Las destrezas motoras y de filigrana para el fútbol de aquellos alevines no estaban demasiado desarrolladas aún y se notaba ya desde los primeros pases. Poco acierto en las transiciones, la velocidad estaba muy necesitada de mejorar, lo mismo que el regate, la presión… Vaya, que había trabajo por delante. Carlos ponía mucho énfasis, al hablar con ellos, en lo importante que era ganar. Por mi parte, ponía el foco en el grupo, en el disfrute, en aprender… Me encantaba ver las cualidades de cada cual, observar su potencial y apoyarlos a que dieran lo mejor de sí para el equipo.

Guille, nuestro portero, era un alma noble que siempre estaba animando a todos. Movía al grupo, lo alentaba, les pedía que bajaran cuando se veía solo ante los contrincantes, los animaba cuando fallaban un gol y repartía abrazos por doquier. Era un auténtico constructor de equipo, de esas personas-aceite que uno/a quiere tener a su lado toda la vida.

Nuestros cierres, Andrés, Pedro y Martín, eran rocas. Impasibles a tácticas, técnicas y temas motivacionales, ellos entendían perfectamente cuál era su labor: impedir que el balón llegase a su portería. Compensaban su falta de acierto en la presión y en el achique de los espacios al rival con una fuerza y una voluntad titánicas que no siempre eran suficientes para cumplir con su cometido.

Álvaro era uno de nuestros laterales derechos. En realidad, él quería ser bailarín, pero estaba allí porque le habían apuntado sus padres, aunque él no quería; en realidad, no le gustaba aquel deporte… Se pasaba el tiempo hablando de las clases de danza y sufriendo por estar en un sitio y en una cultura deportiva con la que no quería convivir. Nunca entenderé por qué un padre o una madre apunta a un/a niño/a a una actividad extraescolar que no le gusta… A veces, como adultos, creemos saber lo que es mejor para nuestros/as hijas/os solo porque somos adultos, sin escuchar realmente lo que quiere esa criatura. Obviamente, era nuestro jugador más modesto. Sin regate, carrera y/o capacidad táctica y motora para el juego, cada vez que salía a jugar sus compañeros se desesperaban. Sin embargo, yo veía en él otras cosas, aunque Fede no. Siempre que salía le ponía alma y ganas. Yo sostenía la fe de aquel muchacho en sí mismo como podía, navegando en medio de las críticas del propio Fede y el resto de nuestros jugadores…

Nuestro otro lateral diestro era Fran, un tío muy majo que siempre estaba haciendo bromas y generando buen ambiente. Por la otra banda jugaban Diego y Ezequiel, dos hermanos dicharacheros a los que les importaba más la amistad que el fútbol. De pivote, teníamos a Mario, un gamo que cuando cogía el balón no paraba hasta que chocaba con la red de la portería del rival. Obviamente, a nivel competitivo, él y Fran, sobre todo, eran nuestras bazas ofensivas, pues eran los que tenían más capacidad de generar peligro en el área contraria. Su gran zancada nos dio momentos memorables al equipo alevín del "Sanjo", como nos conocían los otros coles.

Tras un mes de entrenamientos, comenzaron los partidos a nivel competitivo. No empezamos demasiado mal. Un empate, una victoria y tres juegos perdidos, pero, sobre todo, el equipo parecía divertirse… Al principio. Cuando asomaron las derrotas, comenzaron a ponerse a prueba los valores y la convivencia al interior del conjunto de alevines. Los entrenadores intentábamos subirles la motivación. Mi compañero insistía en lo táctico-técnico. Yo en el grupo y en potenciarles educacionalmente. Los niños, al principio en secreto y luego abiertamente, se mostraban molestos cuando jugaba Álvaro, porque perdía muchos balones y no tenía destreza para el regate, ni para el cuerpo a cuerpo ni tampoco velocidad de retorno en la recuperación tras pérdida. Cuando me lo decían a mí, les decía que era un compañero del equipo y que teníamos que apoyarle y tener fe en él para que pudiera seguir aprendiendo. Se iban cabizbajos, como pensando que yo no entendía nada…

Tardamos poco en ser los últimos de la clasificación, y, a media temporada, la moral de nuestros chicos estaba por los suelos. Entonces, hice una técnica de motivación grupal que había aprendido en mis años de catequista de manos de un amigo para subirles un poco la autoestima. Consistía en coger un palo largo e irlo rompiendo, uno por uno del equipo, hasta que estuviera hecho pedazos. Cuando llegaba al último, este tenía que romper su trozo correspondiente y, a continuación, junto con todos los pequeños trozos que habían ido partiendo sus compañeros de equipo, hacer el intento de romperlo, para, después, nuevamente volver a intentarlo uno por uno, de modo que cada cual pudiera vivir la experiencia y el cambio que suponía intentar romper un palito individual o un haz más grande. Evidentemente, partir el palo largo se les hacía fácil, mientras que romper los pequeños trozos unidos les resultaba imposible. Entendieron el mensaje: la suma de todos era crucial para el equipo, que nos hacíamos más fuertes estando juntos y sin fisuras, sin críticas, aprendiendo, y disfrutando, que de esas dos cosas se trataba esto de jugar al fútbol sala… Hasta a Fede pareció, con su aparente desgana, agradarle el asunto…

La competición fue avanzando, y el otro entrenador y yo nos fuimos distanciando en lo personal y en lo profesional. Como tantas veces hacemos los humanos —y hoy sé que es un error—, nos enrocamos, cada cual, en nuestra idea, considerándola la mejor. Creíamos en dos conceptos de fútbol infantil diferentes: él, en ganar a toda costa; yo, en que ganara el equipo, que hubiera armonía y amistad. Hoy, años después de aquello, admito que ambos cometimos el fallo de excluirnos mutuamente, pues la derrota necesita del equipo y el equipo necesita de la victoria para sentir que progresa, y, cuando no se da la victoria es necesario aprender tanto a competir dentro de uno/a misma/o como en equipo. Los resultados cada vez eran peores, el clima entre los chavales del grupo y la decepción iba *in crescendo*. Venían a entrenar muchos días sin ganas, y Fede y yo hablábamos lo justo y esencial.

Tras una temporada decepcionante para familias y equipo, llegó el último partido. Todos/as, padres, madres, y Fede, esperaban fuera la última esperada derrota de ese curso, casi como un alivio para todos/as ellas/os. Aunque parezca increíble, yo no perdía la fe en ninguno de ellos. Lo que me dolía era verlos derrotados internamente, no que perdieran los partidos. Aquel último encuentro en casa nos tocaba jugarlo, además, contra los campeones de liga, que habían perdido tres veces en todo el torneo, por lo que las previsiones de todo el mundo no eran muy halagüeñas. Aquella mañana caminé con fuerzas y motivación redobladas, nuestros chicos lo iban a necesitar. Cuando llegué, Fede ya había decidido —sin contar conmigo— la alineación titular. Un poco molesto, pero sin decir nada, para no afectar al grupo, comencé a dar palmas y a animarlos con ganas:

—Va, chicos, venga, último partido, vamos a darlo todo como siempre, a disfrutar, que hasta el curso que viene no competiremos más. ¡Démoslo todo en el campo y juguemos como un equipo! Y, sobre todo, ¡Disfrutemos!

No me pareció verlos tan hundidos como antes de otros partidos. No sé si sería por eso de que la motivación humana, cuando la empresa es más ardua, tiende a hacerse más fuerte, o si, azuzados por ser el último partido y que terminara, por fin, el sufrimiento, yo les percibía con otro ánimo. Mientras les hablaba, Fede, caminaba cabizbajo por la banda con los brazos cruzados, imagino que feliz de que aquella tortura acabara para él.

Partieron, de inicio, Guille en portería, Andrés como cierre, Eze y Fran como alas y Juan como pivote-delantero. El otro colegio, de cuyo nombre no me acuerdo, comenzó fuerte, pero los nuestros presionaban con ganas, parecía que querían reivindicarse... Tardó el rival en abrir la lata para su marcador veinte minutos, y lo hizo con un tiro raso de su delantero que se coló por la base del poste de la portería.

A diferencia de otras veces, los nuestros no se vinieron tan abajo. Mario parecía dispuesto a comerse a los rivales. Se escapó al contragolpe en una de sus galopadas desde el centro del campo tras una recuperación en terreno propio y, cuando llegó a la frontal del área, de un tremendo zapatazo, coló el balón por la escuadra. El equipo entero saltó del banquillo para ir a abrazarle. Estaban exultantes de alegría y felicidad. ¿Iban a ganar al mejor equipo de la liga, al que todos los demás temían? No sabíamos, pero le estaban poniendo arrojo al asunto. Fede, con los brazos cruzados, sonreía, a mi lado, en la banda, y felicitaba a Mario.

Pero el campeón no iba a dejar mancillar su honor el último partido ante el colista de la liga así como así. Se rehicieron y comenzaron a desplegar su mejor juego. Con una combinación formidable de velocidad, regate y triangulaciones perfectas, empezaron a plantarse en nuestro área constantemente, hasta que el asedio comenzó a dar fruto. Nos marcaron tres goles en un abrir y cerrar de ojos. Final de la primera parte.

Ya en la segunda, no bajaron el acelerador, y los goles comenzaron a sucederse sin parar hasta llegar al 2 a 10 en contra en nuestra propia casa. Fede, que ya había tirado la toalla, estaba desesperado en la banda. Nuestros muchachos, sin embargo, no se rendían, y seguían intentándolo e intentándolo una vez tras otra, a pesar de que sus esfuerzos no obtenían el objetivo deseado.

Fede iba cambiando a todos para que fueran rotando (sí; él también hacía los cambios casi siempre sin contar conmigo, y especialmente aquel día), pero no sacaba nunca a Álvaro. Yo miraba a sus padres compadeciéndome de ellos y de ese niño, que también quería jugar y tener su momento para ser visto, y, sin pedir permiso a nadie, le dije que se pusiera a calentar para salir a jugar, ante sus ojos de sorpresa —y, por supuesto, los de Fede, al que le dije que él también tenía derecho a disfrutar del último partido…

Para sorpresa de todos, incluida la del propio zaguero, sus padres y mi colega entrenador, Álvaro jugó su mejor partido. Hasta tuvo una ocasión para marcar gol, que, por supuesto, mandó a las nubes, pero, esta vez, sus compis de equipo no le recriminaron nada. Mario se le acercó y le dijo:

—Muy bien hecho. ¡Sigue así!

Álvaro alucinaba, pues era la primera vez que nuestro delantero se dirigía a él de esa manera. A los pocos minutos, el partido terminó. Fede les dio una pequeña charla motivadora diciéndoles que había sido un buen partido, y que el año que viene nos veríamos —cosa que yo esperaba no hacer con él. Cuando terminó su *speech*, hice a los niños que se pusieran en círculo y se abrazaran, y les dije:

—¡Chicos! Aunque ahora no lo veáis porque estamos tristes por la derrota y por todo lo vivido este año, lo que habéis hecho hoy ha sido increíble. Habéis sido un equipo, luchando, peleando juntos, sin rendiros jamás, apoyándoos unos a otros, y eso significa que hemos aprendido mucho. Hoy hemos perdido en el marcador, es verdad, pero hemos hecho el mejor partido de la temporada, así que levantad vuestra cabeza con orgullo bonito porque hoy lo habéis dado todo en el campo, y eso es lo que importa. No sé si volveremos a vernos, pero cuidad siempre la unión y la amistad como el tesoro más grande de la vida. Estoy orgulloso de cada uno de vosotros y os doy las gracias por el privilegio que me habéis dado de poder ser, junto a Fede, vuestro entrenador. Unamos nuestras manos y, a la de tres, decimos: "¡Juntos, Sanjo, siempre!".

Dimos juntos el grito de guerra con ganas. El grupo se disolvió. Algunos/as padres y madres se acercaron a hablar con Fede y conmigo, fundamentalmente para darnos las gracias por la temporada y a comentar algunas cosas del partido. Tras despedirnos todos, le di las gracias a Fede y le pedí disculpas por no haber sabido hacerlo mejor. Él también reconoció que se había equivocado, así que nuestro "partido" particular también había terminado como deben terminar todos los encuentros deportivos: con un buen apretón de manos o un abrazo.

Me fui a casa con un sabor agridulce, a medio camino entre el orgullo y la satisfacción por esos pequeños seres y la tristeza por la paliza que nos habían dado en el marcador. Me preguntaba qué era realmente ganar, si aquellos alevines, esa última mañana, habían dado lo mejor de sí mismos y hasta el último aliento por el equipo... Para mí, y no era solo por el cariño que les tenía, incomprensiblemente, eran ganadores morales de aquella contienda deportiva. Cuando llegué, cansado por tanta emoción, y basado en esta experiencia, compuse una canción que se llama "Quién gana a quién", que habla de tantas situaciones en la vida donde pensamos que ganar es ganar y es perder o al revés... La puedes escuchar en el código QR que está al final de esta historia, donde la gran Rita Barber me concedió el privilegio de cantar a su lado este tema para un concurso de Estudio3...

Un tiempo más tarde, cuando me acerqué a la figura de Gandhi y a la no-violencia, me encontré, leyendo su autobiografía, una frase que le dio sentido a la experiencia con aquel equipo, especialmente la de aquel último partido y que, desde ese momento, se ha convertido en un *leit motiv* para mi propia vida. La frase decía así: "Un esfuerzo absoluto es una victoria absoluta". Ese siempre será mi sentimiento y la realidad de lo que pasó aquella mañana en nuestro equipo del "Sanjo", porque aquellos alevines de apenas diez u once años, se dejaron todo en el campo y, aunque el marcador no reflejó una victoria a ojos de los/as demás, ellos habían hecho su mejor partido y, por tanto, habían conseguido, aunque no lo supieran, su propia victoria absoluta...

Nunca más volví a entrenar al "Sanjo" por circunstancias de la vida, aunque me habría encantado. No sé por dónde andarán aquellos chavales —seguramente hoy ya adultos—, pero espero que, como yo, al menos algo de lo que aprendimos juntos ese año les pueda haber valido para el resto de su existencia, en un mundo que solo mide la victoria en términos numéricos... Allá donde estéis, queridos amigos, no dejéis de jugar, disfrutar y aprender nunca... Tal como me enseñasteis a mí aquel último partido con vuestra victoria absoluta... Y a ti, Fede, gracias por enseñarme el resultado más importante: la tolerancia.

ELLA ELIGIÓ A SU FAMILIA...

En una sociedad donde todo el mundo quiere ser "alguien", sobre todo a nivel profesional, Gaia eligió tan "solo" ser. Muestra poca o ninguna ambición por el trabajo, por medrar, en un contexto donde parece que somos poco y que cada vez `más y mejor´ es la respuesta a nuestros problemas. Ella, tan "solo" es y vive desde y para el amor…

Algunas veces, cuando le hablo de mis dos millones de proyectos, me mira con atención y amor, pero a años luz de distancia, considerando importante lo que digo solo porque es importante para mí, pero, como pluma de pato, no cala en ella nada de ese mensaje para su día a día…

De muchas maneras, me recuerda a esa frase de la canción de Silvio Rodríguez que dice: "Solo el amor alumbra lo que perdura…". Por eso es Maestra en el arte de las relaciones. Sabe llevar a casi todo el mundo con amor, con una cantidad de habilidades que ella sabe que tiene y que domina a la perfección. Su marido la admira y adora a partes iguales, sabedor del gran tesoro que la vida le ha regalado con Gaia, compañera leal, mujer fuerte, pasión constante.

Ahora, como madre, destrozados su cuerpo y su descanso, haciendo un retrato más real de la maternidad no romantizada, se reconoce feliz, porque, claro, los niños que la llevan todo su tiempo y energía, a la vez, son puro amor. Como si de manantiales —cuatro en este caso— se tratara, se unen sus aguas camino al mar del cariño infinito. Así la miran sus hijos: con devoción. Son fuertes, seguros, espontáneos, amorosos… Como ella. No duerme, está reventada, se enferman cada dos por tres, reconoce que tiene déficit de sueño desde el primer embarazo y, sin embargo, cuando se tiene que ir dos días de casa con las amigas, al primer segundo de salir por la puerta y dejar a sus polluelos, a veces hasta se le escapa alguna lágrima por tener que dejarlos.

La he visto acunar rabias, incluso la suya propia, abrazar tristezas, besar a sus niños, dominar los humos de la gente soberbia, ser firme sin necesidad de agredir al otro, y hasta perder el control, porque es humana, recordemos, aunque sea una diosa. Sabia como pocas, con una capacidad para simplificar la vida absolutamente maravillosa, y humana, profundamente humana. Así es Gaia. Mi Hermana del Alma. ¡Gracias infinitas!

En un mundo que se empeña en hacer, ella, sin ningún conflicto por ello, "simplemente" es. En un momento de la historia que elige el estímulo constante, la superación incesante e infinita, ella es feliz haciendo un acto tan callado como revolucionario: elegir a su familia, desde su pareja e hijos hasta aquellos que tenemos la suerte de poder estar cerca de ella, amor infinito, tierra bella, mujer de luz, madre y hermana sabia… Tu familia también te elegimos. Tu sola existencia le da sentido a la nuestra… ¡Gracias!

CARTA A TODO/A HUMANO/A EN DEFENSA DE LA PAZ

(Homenaje a mi amada Gloria Fuertes)

Escribo a todos/as los que dormimos
sin bombas:
Demos gracias
por no acostarnos, cada noche,
rodeadas de dolor,
con el alma congelada,
llorando algún amor…

Escribo a todos/as los que dormís
con bombas:
Os pido perdón.
Por cada vez que sumé
más leña al fuego,
y fui ego o rencor,
por cada decisión que hizo daño,
por cada palabra sin amor,
os llevo en cada lágrima,
ojalá acabe vuestro dolor.
Comprometámonos con nuestras guerras,
que no sembremos desamor
con nuestra acción, con nuestro verbo,
con el exceso de pasión,
con el silencio que convoca
al desconcierto, al sinsabor.

Busquemos la manera
de acercarnos a quien no,
a quien no nos cae,
a quien nos provocó,
a quien piensa diferente,
y hasta al que porta un cañón.

Llevémosles cariño,
el mundo precisa un montón,
cuidemos a los/as niños/as,
al joven, al adulto y al mayor.
Que la paz es una siembra
que empieza en cada corazón…

Y a vosotros, hermanos/as soldados,
os escribo también:
Soltemos el cañón,
no hagamos ya más guerras,
sembremos algún sol.

Que no haya en vuestras manos
ya más sangre, que el valor,
bien entendido, no es matar,
es ser dueño/as de nuestra acción.

Bajemos a las calles
desnudos/as de rencor,
besemos cada alma,
aprendamos el perdón.

Abramos nuestra mente,
sembremos comprensión,
soldados de la vida, y seamos, cada día,
ejércitos de paz, ejércitos de amor…

ÍNDICE